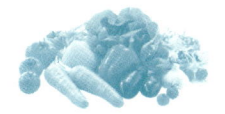

40주 완성
당뇨 정복

40주 완성
당뇨 정복

지은이　김 태 석
펴낸이　배 기 순
펴낸곳　하남출판사

초판1쇄 발행　　2016년 6월 30일
초판2쇄 발행　　2019년 4월 30일

등록번호　제10-0221호

주소　　　서울시 종로구 관훈동 198-16 남도B/D 302호
전화번호　(02)720-3211(代) / 팩스 (02)720-0312
e-mail　　hanamp@chol.com

ⓒ 김태석, 2016

ISBN　978-89-7534-232-5(13510)

※ 잘못된 책은 교환하여 드립니다.
※ 이 책의 무단 전재와 무단 복제를 금합니다.

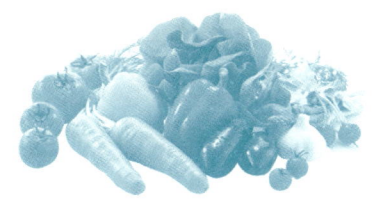

40주 완성
당뇨 정복

당뇨클럽멘토 김태석 지음

하남출판사

프롤로그

당뇨는 불치병이 아니다

　세상만사는 모두가 인연이며, 이 책을 만나게 된 것은 행운의 인연이라고 생각합니다. 당뇨는 약이나 의사가 고쳐주는 것이 아니라 자신이 스스로 고치는 것인데, 그 방법을 잘 모르는 초기에는 어디서부터 어떻게 손을 써야 할지를 몰라 당황하는 경우가 많습니다. 이런 분들에게 저의 27년 체험기는 동병상련의 입장에서 공감하는 부분이 많을 것입니다.

　저는 1945년생으로 건강엔 늘 자신을 가지고 살아왔습니다만, 1990년 3월부터는 당뇨·고혈압으로, 1999년 5월에는 뇌졸중으로 죽음의 문턱까지 갔다 오는 등, 수많은 고통과 시련을 겪으며 의욕상실과 좌절로 실의에 빠진 삶을 전전긍긍하며 살아왔습니다.

그러나 지금은 자연요법으로 당뇨·고혈압·뇌졸중에서 완전히 벗어나 활기차고 보람 있는 제2의 삶을 건강하고 즐겁게 살아가고 있습니다.

생각해보면 당뇨·고혈압·뇌졸중으로 고생은 했지만 이 때문에 제가 새사람이 되었으니 오히려 전화위복이지요. 이를 계기로 자연의 섭리와 삶이 무엇인가를 어렴풋이 알게 되었으니 말입니다.

여러분, 희망을 가집시다. 당뇨는 불치병이 아닙니다! 음식과 생활습관이 잘못되어서 생긴, 고칠 수 있는 대사장애 현상입니다.

굳이 병(病)자를 넣어서 말을 만들자면 생활습관병·식원병(食原病-음식으로 인한 병)·게으름병으로, 우리가 먹은 음식물로부터 흡수된 포도당이 혈관에 머물러 있지 않고 세포 내로 잘 들어갈 수 있도록 잘못된 음식습관과 잘못된 생활방식을 본래의 방법대로 바꾸어 주면 되는 것입니다.

그러나 초기에 잡지 못하고 방치하면 합병증으로 생명을 잃을 수도 있는 무서운 '침묵의 살인마'이므로 방심해서는 안 되며, 한번 당뇨를 경험한 사람은 정상수치로 돌아온 후에도 관리를 소홀히 하면 언제든지 재발하므로 늘 자연요법을 생활화해야 합니다. 따라서 남다른 각오와 결단이 있어야 합니다.

이 책은 제가 운영하고 있는 당뇨클럽의 일부 내용을 발췌하여 옮긴 것입니다. 그동안 당뇨클럽의 많은 분들이 당뇨를 극복하고 정상적인 생활을 하고 있지만, "책으로 출간을 해줄 수가 없겠느냐?"는 요청이 많아 이렇게 책으로 펴내게 되었습니다.

아직도 부족한 것이 많지만, 어려운 당뇨정복의 길을 함께 공부하며 헤쳐 나간다는 마음으로 읽어 주셨으면 좋겠으며, 더 많은 정보와 자료를 보시려면 당뇨클럽 홈페이지(www.hidang.com)를 참고하시기 바랍니다.

본문 중에서 특히 '제1부 자연요법(自然療法)'에 있는 내용은 하나도 빠뜨리지 말고 꼼꼼히 정독하신 후 그 내용을 잘 응용하신다면 누구나 당뇨로부터 해방되는 기쁨을 경험하실 것입니다.

이 책은 당뇨뿐만 아니라, 비만·고혈압·뇌졸중·고지혈증·심장병 등 각종 대사성 혈관계 질환으로 고생하시는 분들께서도 한번쯤 읽어보고 활용하시면 건강관리에 도움이 되리라 믿습니다. 좋은 인연, 좋은 기회가 되기를 바랍니다.

글 쓰는 재주가 없고 표현력이 부족하여 문맥이 딱딱하고 어색한 곳이 많으나, 글 쓰는 전문가가 아님을 이해하시고 읽어주셨으면 합니다.

끝으로 이 책이 출간되기까지 애써주신 모든 분들께 감사를 드리며, 독자 여러분들의 가정에 언제나 밝은 웃음이 가득하시기를 소망합니다.

2016년 5월

白峰 金泰奭

저자의 당뇨극복 체험기

하늘을 보고 땅을 보고

저는 당뇨를 만나기 전에는 병원 한번 가지 않을 만큼 건강하게 살아왔습니다. 그러던 중 1990년 3월, 사업 확장을 위해 2,000여 평의 땅을 새로 매입하여 공장을 증축하게 되었습니다. 당시 저는 몸이 좀 비만해서 '옳다, 공장 증축 기회를 이용하여 체중이나 좀 줄여보자.' 라는 생각으로 공사현장을 열심히 뛰어다녔습니다. 그랬더니 3개월 만에 체중이 15kg이나 줄어들기에 '드디어 체중감량에 성공했나보다.' 라고 생각하고 아주 기뻐했습니다.

그런데 만성피로가 계속되면서 현기증이 나고 목이 마르며 소변이 잦고 체력이 극도로 쇠약해져 나중엔 일을 할 수가 없을 정도가 되었습니다. 그러나 '체중감량으로 인한 일시적인 현상이겠지.' 라고 생각하며 더욱 더 열심히 공사현장을 누비고 다녔습니다.

공장완공 후 입주를 한 다음, 계속되는 피로를 도저히 견딜 수가 없어 병원을 찾아 종합검진을 했더니, 당화혈색소 17%, 공복혈당 350mg/dℓ, 식후 2시간혈당 500mg/dℓ, 이완기혈압 110mmHg, 수축기혈압 210mmHg이 나왔는데, 저보다 더 놀란 사람은 담당 의사님이었습니다.

"당뇨와 고혈압이 아주 심한 상태입니다. 당뇨는 수년 전부터 진행되어 오래된 것 같고, 고혈압은 당뇨로 인한 합병증인 것 같은데, 고혈압도 당뇨 못지않게 현재 상태가 아주 좋지 않으니 당장 입원하지 않으면 위험하겠습니다."라고 하면서 입원치료를 강요하였습니다.

충격을 받은 저는 하늘이 무너지는 듯하였으며, 지금까지 쏟아왔던 회사에 대한 애정도 한순간에 허망해지면서 가족들의 얼굴이 하나둘 뿌연 시야에서 어른거렸습니다. 별별 생각으로 마음을 잡지 못하고 보름 동안을 방황하며 고뇌의 나날을 보냈지만, 그런다고 해결되는 일이 아니라 생각되어 마음을 다져 먹고 다시 병원을 찾아 담당 의사님과 마주 앉았습니다.

의사님은 처음부터 인슐린을 투여하자고 했지만, 저는 그때 당뇨에 대해 아는 상식이 하나도 없어 인슐린 주사를 맞으면 모든 것이 끝나는 마지막 단계인 줄로만 알고 한사코 인슐린 투여를 거부하였습니다.

저의 고집으로 혈당강하제와 혈압강하제만으로 1년 가까이 병원 치료를 받았으나, 당뇨에 대한 상식부족과 사업 여건상 불가피한 과음·과식·과로 등 무절제하고 불규칙한 생활이 계속 이어지다 보니 당화혈색소 12%, 공복혈당 200mg/dℓ, 식후 2시간혈당 300mg/dℓ, 이완기혈압 100mmHg, 수축기혈압 170mmHg 이하로 내려오지를 않았습니다.

지푸라기를 잡는 심정으로, 당뇨에 좋다는 것이라면 방방곡곡 찾아다니며 이루 셀 수조차 없는 300~500여 가지의 값비싼 건강식품과 유명 한약·양약을 먹어 보았지만 일시적인 효과만 있을 뿐 근본적인 해결을 하지는 못했습니다.

3년이 지나자 찾아오기 시작한 고지혈증·지방간·망막증·우울증·족부괴저초기 등 합병증은 날이 갈수록 심해지기만 할 뿐 나아질 기미를 보이질 않았고, 말초신경병증으로 양쪽 종아리는 쑤시고 저려서 밤마다 잠을 이루기가 힘들었습니다. 어디 한군데 멀쩡한 곳이 없었으니 가히 걸어 다니는 종합병원이었다고 할 수 있었습니다.

이래서는 안 되겠다는 생각으로 그 후 당뇨에 대한 공부를 하기로 마음먹고 서점과 도서관을 뻔질나게 드나들었으며, 아는 당뇨 선배들을 찾아다니며 조언을 구했지만, 서양의학에서도 한의학에서도 당뇨를 고치는 약이나 치료방법은 어디에도 없었습니다.

다만 "당뇨는 평생 못 고치는 불치병으로, 언젠가는 결국 합병증으로 죽을 수밖에 없는 천하의 몹쓸 병"이라는 참담한 말만 들었을 뿐이었습니다. 말 그대로 희망이 절망이었습니다.

'그래, 그렇다면 더 악화되기 전에 어디 한번 부딪쳐나 보고 죽자.'라고 마음을 단단히 먹고 민간의학 · 대체의학 · 자연의학에 관한 서적을 40여 권 챙겨서 강원도 인제군 백담사 계곡 산속으로 혼자 들어가 야영에 가까운 생활을 시작하였습니다.

그때 마침 모 자연건강단체에서 1주일 코스의 힐링캠프가 열리고 있어서 거기에도 참여를 하게 되었는데 그 수강으로 많은 것을 배웠습니다. 또한 가지고 간 책들을 읽고 그 내용대로 자연에서 실제로 실험도 해보면서 유유자적 지내다보니 4개월이라는 시간이 훌쩍 지나갔습니다.

그랬더니 기적이 일어났습니다. 당뇨도 고혈압도 거의 증상이 없어졌고 몸의 컨디션은 최상, 수치도 거의 정상범위로 돌아와 있었던 것입니다.

그길로 기쁜 마음으로 하산하여 집으로 돌아와, 4개월간 산에서 체험한 여러 가지를 응용한 자연요법(정심요법 · 식이요법 · 운동요법 · 기혈요법)을 생활에 실천하였더니, 그 후 2~3년간은 일상생활에 불편이 없을 정도로 혈당과 혈압이 잘 조절되었습니다.

그러나 제조업체의 생리상 바쁘게 살아가야 하는 저에게 자연요법이 결코 쉬운 일은 아니었습니다.

바쁘다는 핑계로 자연요법을 게을리하게 되면 다시 혈당과 혈압이 올라갔으며, 수치가 올라가면 자연요법을 다시 시작했다가 수치가 내려오면 또 게을리하고……. 이렇게 하기를 수없이 반복하면서 지내던 중 1998년 12월, 청천벽력과도 같은 충격적인 사건이 터지고부터 수치는 걷잡을 수 없이 치솟기만 했습니다.

18년간 심혈을 기울여 자식처럼 키워온 회사가 IMF의 여파로 부도를 맞게 되었던 것입니다. 은행부도 후 자금악화로 인한 경영상의 어려움과 스트레스, 잦은 출장과 외식 등 자연요법을 제대로 지킬 수 없는 날이 많아지자 식전혈당이 다시 200~300mg/dl을 오르내리고, 식후 혈당은 300~400mg/dl을 육박했습니다. 혈압도 다시 이완기 100mmHg, 수축기 160mmHg을 오르내렸습니다.

그런데도 부도수습 관계로 자연요법을 제대로 지킬 수가 없었고 혈당강하제와 혈압강하제에만 의존하며 별다른 대처 없이 무리한 강행군을 하다 보니 증세는 날로 악화되어, 결국 5개월 후엔 뇌졸중으로 쓰러져 입원을 하게 되었습니다.

의식을 잃고 식물인간 상태로 입원하여 보름 후에 깨어나게 되었는데, 깨어나기 힘들 것으로 예상했던 담당 의사님이 너무나 놀라 기뻐하시며 흔치 않은 기적이라고 하였습니다.

의식이 돌아온 후에도 3개월 이상 입원치료를 받았으며, 퇴원 후에도 1년 이상 통원치료를 받았으나 뇌졸중의 후유증은 쉽게 회복되지 않았습니다.

● 암흑에서 빛을 찾다

이렇게 고통의 세월을 지내던 중 지인으로부터 '자연요법 보조제'를 소개받고 자연요법의 일환으로 활용하게 되었습니다. 처음에는 3개월이 지나도 별다른 차도가 없기에 포기할까도 생각했으나 소개한 지인의 끈질긴 권유로 그대로 실천하게 되었는데, 4개월이 지나면서 서서히 만성피로가 줄어들고 시력이 회복되며 모든 증상이 조금씩 줄어들기 시작하는 것을 느꼈습니다.

여기서 '무언가 가능성이 있지 않을까?' 라는 생각을 하고 '자연요법 보조제'를 첨가한 나만의 맞춤 자연요법 〈40주 완성 힐링프로그램〉을 개발하여 이것을 본격적으로 실천하게 되었습니다.

이로 말미암아 차츰 발가락 색깔도 원래대로 돌아오고 6개월 후에는 수치가 잡히기 시작하여 8개월 후에는 병원약을 완전히 끊게 되었고, 당화혈색소 5.6%, 공복혈당 100mg/dℓ 전후, 식후 2시간혈당 140mg/dℓ 전후, 이완기혈압 80mmHg 전후, 수축기혈압 120mmHg 전후까지 내리게 되었습니다.

그리고 1년 후부터는 수치의 기복이 거의 없는 안정적인 수치가 지속적으로 유지되면서 그동안의 합병증도 서서히 좋아졌습니다. 이런 결과를 지켜본 담당 의사님도 "모범적으로 관리하신 덕분에 이 정도 수치면 혈당과 혈압이 잡힌 것 같습니다. 약은 먹지 않아도 되겠습니다만 관리는 앞으로도 계속하셔야 되는 것은 알고 계시지요?"하며 기분 좋아하셨습니다.

이 감격은 겪어보지 않은 사람은 모릅니다. 너무나 기쁜 마음에 자연요법을 더욱 철저히 지키게 되었으며, 그 후로 병원치료는 한 번도 받아본 적이 없고 오직 자연요법만 하고 있는데도 지금까지 17년 이상 정상수치를 유지하고 있으며 한 번도 재발한 적이 없습니다.

제가 체험한 이 기쁨을 혼자만 알고 있을 것이 아니라 당뇨와 싸우고 있는 많은 사람들과 함께 자연요법의 이 놀라운 사실을 공유하고자 당뇨클럽이라는 동호회를 만들게 되었으며, 이렇게 또 책으로도 출간하게 되었습니다. 이제 앞으로 남은 인생은 하루를 살더라도 생활에 구애받지 않고 사람답게 살아갈 수 있다는 것을 생각하니 그저 꿈만 같습니다.

● 저자의 3단계 맞춤요법 〈40주 완성 힐링프로그램〉

다음은 저의 3단계 맞춤요법 〈40주 완성 힐링프로그램〉을 요약한 것인데, 이것은 저에게 맞는 방법이므로 다른 사람들에게는 같은 효과가 나타나지 않을 수 있습니다. 누구에게나 같은 방법으로 같은 효과가 나타나는 것은 아닙니다.

사람마다 체질·연령·성격·직업·질병경력·합병증 유무·생활환경·생활습관·성장과정·투병의지 등 그 외 많은 것들이 서로 다르기 때문에 개개인에 따라 효과도 각각 다르게 나타날 수 있으므로 이렇게도 해보고 저렇게도 해봐서 자기에게 맞는 '맞춤요법'은 본인이 스스로 찾아야 합니다.

단계별	혈당수치(mg/dℓ)		혈압수치(mmHg)		약물요법 (병원약)	식이요법 보조제	자연요법
	공복	식후 2시간	이완기혈압	수축기혈압			
1단계	180 이상	300 이상	110 이상	180 이상	전량복용	1일3회섭취	반드시실천
	150~180	250~300	100~110	160~180	1/2복용	1일3회섭취	반드시실천
	130~150	200~250	95~100	140~160	1/4복용	1일3회섭취	반드시실천
2단계	120~130	170~200	90~95	130~140	미복용	1일2회섭취	반드시실천
	110~120	140~170	90~95	130~140	미복용	1일2회섭취	반드시실천
	110 이하	140 이하	90~95	130~140	미복용	1일2회섭취	반드시실천
3단계	110 이하	140 이하	80~90	120~130	미복용	1일1회섭취	반드시실천
	100 미만	140 미만	80 미만	120 미만	미복용	미섭취	반드시실천

표에서 말하는 '약물요법(병원약)'이란 혈당강하제와 혈압강하제를 말한 것이며, 제가 복용했던 약이 다른 사람들에게는 아무런 의미가 없기에 여기서는 약명과 복용법을 생략했습니다.

차츰 수치가 내려오면 처방약을 1/2~1/4로 줄이다가 당화혈색소 7% 이하, 공복혈당 130 이하, 식후 2시간혈당 200 이하, 이완기혈압 95 이하, 수축기혈압 140 이하로 내려오면 병원약은 완전히 끊었습니다. 〈40주 완성 힐링프로그램〉으로 수치가 정상으로 회복된 뒤로는 혈당검사는 거의 하지 않고 당화혈색소 검사만 하고 있는데, 그것도 1년에 1~2회 정도 필요할 때만 합니다.

표에서 말하는 '식이요법 보조제'란 식이요법의 효과를 상승시켜 당뇨개선에 도움을 주는 Bio-Z를 말한 것입니다.

처음에는 1일 3회 섭취를 하였으나 차츰 수치가 내려오면 그에 따라 섭취량을 줄였으며, 공복혈당 100 이하, 식후 2시간혈당 140 이하, 이완기혈압 80 이하, 수축기혈압 120 이하로 안정된 후, 2년 뒤에는 섭취를 중단하였습니다. 그 외 안데스소금·구연산·하이드로워터·황토침대·발목펌프기·봉침·족욕기 등은 '자연요법 보조제'로 지금도 계속 활용하고 있습니다.

표에서 말하는 '자연요법'이란 정심요법·식이요법·운동요법·기혈요법을 통틀어 말한 것입니다.

자연요법은 건강이 회복된 후에도 지금까지 실천하고 있으며 앞으로도 계속 이어갈 것입니다.

당뇨가 있으면 치주염 등 잇몸질환으로 입 냄새가 나고 이가 빠지는 경우가 많습니다. 그래서 저는 양치를 할 때 치약을 사용하지 않고 안데스소금을 사용하여 아침 · 저녁 1일 2회, 1회에 5분 이상 양치를 합니다. 치약에는 연마석이 들어 있어 오래 양치를 하면 치아표면을 깎아낼 염려가 있지만, 안데스소금은 치아를 깎아내지 않고 입 냄새도 예방하기 때문에 5분 이상 양치를 해도 무방합니다. 특히 전동칫솔을 사용하면 전동칫솔의 강한 진동으로 잇몸에 마사지 효과가 있어 잇몸질환 예방에도 좋습니다.

특별한 일이 없는 한 아침 기상은 6시, 취침은 밤 10시를 넘기지 않으려고 하며 식사 시간과 식사량도 일정하게, 그 외 모든 일상도 규칙적으로 합니다.

당뇨에 오래 시달리다보면 괜히 신경이 날카로워지고 짜증도 많아지며 특히 혈당을 체크했을 때 수치가 오르락내리락할 때마다 스트레스를 받아 수치에 매달려 사는 꼴이 되고 맙니다.

수치에 끌려 다니기보다는 마음이나 편하게 살자고, 병원약도 끊고 혈당 체크도 하지 않고 오직 자연요법에만 전념했는데도 당뇨는 저만치 사라지고 생활에 활기를 찾게 된 것입니다.

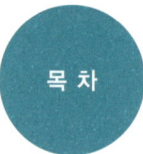

프롤로그 당뇨는 불치병이 아니다 • 4

저자의 당뇨극복 체험기 하늘을 보고 땅을 보고 • 8

제1부 자연요법(自然療法)

● 당뇨를 고치려면 • 27

1 처음 발견했을 때 당황하거나 조급해 하지 말자 • 29
2 당뇨를 끌고 다닐 것인가, 끌려 다닐 것인가 • 32
3 수치에 얽매이지 말고 몸의 신호로 관리하자 • 33
4 당뇨치료는 체질에 따라 다르다 • 37
5 내 몸에 있는 자연치유력이 당뇨를 낫게 한다 • 40
6 자연치유력을 높이려면 자연요법 뿐이다 • 42
7 자연요법을 제대로 하려면 자연의 섭리를 알아야 한다 • 45
8 정상수치로 돌아와도 자연요법을 중단하면 안된다 • 47
9 나무만 보지 말고 숲을 보자 • 47
10 과대광고에 현혹되지 말자 • 48

11 조기진단 · 조기발견이 꼭 능사만은 아닌 것 같다 • 49

12 당뇨를 고칠 사람과 고치지 못할 사람과의 차이점 • 50

● **정심요법**(正心療法) • 53

1 긍정적 · 낙천적 · 희망적으로 살자 • 54

2 일체유심조(一切唯心造) • 55

3 부처님 눈에는 부처만 보이고 • 57

4 같은 말도 '아' 다르고 '어' 다르다 • 57

5 집착을 버리자 • 59

6 같은 것은 끼리끼리 모인다 • 60

7 당뇨야 고맙다, 너는 나의 스승이니까 • 61

8 '느린 삶'과 '나눔의 삶'으로 마음에 여유를 갖자 • 62

| 저자의 정심요법 실천요약 • 64 |

● **식이요법**(食餌療法) • 70

1 해독요법(解毒療法) • 70

2 균형요법(均衡療法) • 77

3 청혈요법(淸血療法) • 95

4 생식요법(生食療法) • 105

5 소식요법(小食療法) • 115

| 저자의 식이요법 실천요약 • 119 |

● 운동요법(運動療法) • 124

1 즐거운 마음으로 규칙적 · 지속적 · 알맞게 하자 • 124
2 지혜를 발휘하면 생활 속에서도 방법이 있다 • 127
3 잠자리에서도 할 수 있는 간단한 운동들 • 128

저자의 운동요법 실천요약 • 133

● 기혈요법(氣血療法) • 137

1 경혈요법(經穴療法) • 138
2 온열요법(溫熱療法) • 141
3 정골요법(正骨療法) • 148

저자의 기혈요법 실천요약 • 155

제2부 당뇨란 무엇인가

● 당뇨검사는 어떤 것이 있나 • 161

1 소변 검사 • 161
2 혈당 검사 • 161
3 포도당부하 검사 • 163
4 당화혈색소(HbA1c) 검사 • 163
5 C-펩타이드 검사 • 165

● 당뇨의 증상 · 166

1 3다1소(三多一少) 증세 · 166
2 만성피로와 권태감 · 167
3 시력장애와 말초신경 증상 · 167
4 저혈당 증상과 피부 증상 · 168

● 당뇨와 합병증 · 169

1 급성 합병증 · 169
2 만성 합병증 · 171

● 당뇨의 종류 · 179

1 1형 당뇨(인슐린 의존형 당뇨) · 179
2 2형 당뇨(인슐린 비의존형 당뇨) · 179
3 임신성 당뇨 · 180

● 당뇨의 원인 · 182

1 선천적(유전적) 요인 · 182
2 후천적(환경적) 요인 · 183
3 당뇨는 자동조절 시스템이 고장난 것이다 · 187

● 당뇨의 예방 • 189

1 과도한 스트레스와 피로 방지 • 189
2 체내 유해독소 제거와 균형 잡힌 영양섭취 • 190
3 적당한 운동과 적당한 휴식 • 192
4 규칙적인 생활습관과 바른 골격 유지 • 192

제3부 당뇨를 이긴 사람들의 이야기

1 고마운 나의 친구, 당뇨(루치아 · 서울거주 · 여 · 43세) • 196
2 Bio-Z로 인슐린을 끊었다(박희숙 · 부산거주 · 여 · 58세) • 199
3 당뇨는 나의 스승이었다(김재훈 · 캐나다거주 · 남 · 42세) • 203
4 눈물겨운 당뇨완치 체험기(민정아빠 · 여수거주 · 남 · 55세) • 205
5 혈당강하제를 휴지통에 버리고(박경현 · 서울거주 · 남 · 46세) • 207

제4부 약물요법(藥物療法)

● 혈당강하제 요법 • 213

1 인슐린 분비 촉진제 - 설폰요소계(Sulfonylureas) • 213
2 포도당 합성 억제제 - 비구아나이드계(Biguanide) • 214
3 포도당 흡수 억제제 - 알파 글루코시다제(α-Glucosidase) • 215
4 인슐린 저항성 개선제 - 티아졸리딘디온계(Thiazolidinediones) • 216

- 인슐린 요법 • 217

- 병원약은 응급수단일 뿐 또 다른 합병증을 부른다 • 219

- 의사의 말 한마디가 생명을 죽이고 살린다 • 222

저자의 약물요법 실천요약 • 223

제5부 당뇨와 영양소

- 당뇨에 좋은 미량영양소 • 226

1 섬유질 • 226
2 미네랄 • 229
3 비타민 • 234

- 당뇨에 좋은 자연식품 • 240

1 씨눈 달린 곡식류 • 240
2 채소류 • 247
3 해조류·어패류 • 260
4 버섯류 • 266

부록 자연요법 보조용품 전문업체 추천 • 271

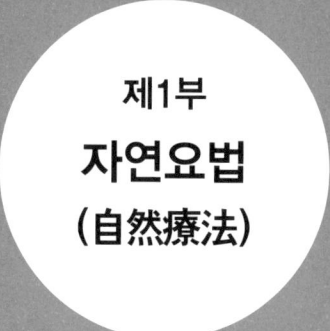

제1부
자연요법
(自然療法)

자연요법은 당뇨에만 국한되는 것이 아니라, 건강한 모든 사람들에게도 만성질환의 예방차원에서 공통적으로 해당되는 요법이다. 자연요법이란 강제를 동원하거나 상처를 내지 않고 자연의 섭리에 순응하며 자연과 인간이 더불어 하나 되는 자연의 법칙으로 질병의 근본 원인을 제거하여 치유하는 방법이다.

제1부
자연요법
(自然療法)

    자연요법이란, 긍정적이고 낙천적인 마인드를 갖는 정심요법(正心療法), 균형 잡힌 영양섭취의 식이요법(食餌療法), 적당한 운동과 적당한 휴식으로 규칙적인 생활습관의 운동요법(運動療法), 몸과 마음을 따뜻하게 하고 바른 자세의 척추골격 유지해야 하는 기혈요법(氣血療法)을 말하는 것으로, 이 네 가지 요법이 서로 조화가 이루어졌을 때 치유효과가 나타나는 것이다.

    자연요법은 당뇨에만 국한되는 것이 아니라, 건강한 모든 사람들에게도 만성질환의 예방차원에서 공통적으로 해당되는 요법이다. 자연요법이란 강제를 동원하거나 상처를 내지 않고 자연의 섭리에 순응하며 자연과 인간이 더불어 하나 되는 자연의 법칙으로 질병의 근본원인을 제거하여 치유하는 방법이다.

당뇨를 고치려면

　상담 중에 대부분의 첫 질문은 "당뇨에 뭐가 좋아요?"이다. 당뇨에 좋은 것만 찾을 것이 아니라, 당뇨에 나쁜 것을 먼저 버려야 한다. 우리 몸에는 건강에 나쁜 것들이 너무 많이 들어 차 있어서 건강에 좋은 것들이 들어갈 틈이 없다. 나쁜 것들로 가득 찬 내 몸을 비운 다음에, 나쁜 습관이나 내 몸에 맞지 않는 나쁜 음식을 끊고, 내 몸에 맞는 좋은 것으로 채워야 당뇨가 치유되는 것이다.

　그러나 몸에 좋은 음식과 나쁜 음식이 체질에 따라서 반대로 나타나는 경우도 흔히 있다. 즉, 당뇨에 좋다는 식품이 혈당을 올리는 경우가 있고, 당뇨에 나쁘다는 식품이 혈당을 올리지 않는 경우도 있다. 그러므로 무작정 당뇨에 좋은 식품만 찾을 것이 아니라, 자기 체질에 맞는 식품을 찾는 것이 옳은 방법이다.

　그렇다고 편식은 하지 말고, 곡류 · 채소류 · 육류 · 해조류 · 버섯류 · 과일류를 골고루 먹는 잡식을 하는 것이 좋다. 잡식이 좋은 것은 식품마다 그 속에 함유되어 있는 영양소가 서로 다르기 때문에 여러 가지 식품을 골고루 먹는다는 것은 여러 가지 영양소를 골고루 섭취하는 것과 같은 것이다.

　〈40주 완성 힐링프로그램〉으로 당뇨에서 벗어나려면 약 40주의 시간이 필요하다. 이렇게 많은 시간이 소요되는 것은 실험을 할 때, 특히 밥은 한 끼에 한 가지 곡식만 먹으며 검사를 해야 하기 때문이다. 여러 가지 곡식을 함께 먹으면 어느 곡식이 수치를 많이 올렸는지, 적게 올렸는지를 알 수가 없으므로, 한 끼에 한 가지 곡식만 먹으며 실험을 해야 한다.

〈40주 완성 힐링프로그램〉은 자기체질에 맞는 [식품 찾기]와 자기체질에 맞는 식품으로 [체액 바꾸기], 2가지로 진행된다.

[식품 찾기]는 처음에 밥부터 시작한다. 현미·보리·콩 등 여러 가지 곡식을 한 가지로만 밥을 지어 수치의 변화를 관찰하다가 어느 정도 데이터가 잡히면 수치를 높이지 않는 곡식으로만 섞어서 잡곡밥으로도 실험을 해본다. 이때 반찬이 다르면 반찬에 의해 수치가 변하기 때문에 실험기간 동안은 되도록 같은 반찬을 먹는 것이 좋다.

이렇게 하여 자기에게 맞는 곡식이 정해졌으면 그 다음은 반찬을 실험한다. 채소류·해조류·버섯류·생선류·육류·과일류 등 2~3가지의 식재료를 이용하여 찌개나 국·조림·찜·볶음·발효(김치·된장 등), 또는 날것으로 먹으며 수치의 변화를 관찰한다.

이렇게 6개월 정도 [식품 찾기]로 자기체질에 맞는 식품을 찾았다면, 다음으로 [체액 바꾸기]를 약 4개월 정도 한다. 즉, 수치를 많이 올리는 식품은 되도록 먹지 않거나 적게 먹도록 하고, 수치를 많이 올리지 않는 식품을 주로 먹으면서 수치의 변동추이를 세심히 관찰한다.

[체액 바꾸기]에 4개월이 필요한 것은 피(적혈구)의 수명이 120일이기 때문이기도 하지만, 점액·담즙·수액 등 체내의 모든 체액이 새것으로 바뀌는 데는 그 정도의 시간이 지나야 한다.

이렇게 하여 최소한 40주는 지나야 내 몸의 신진대사가 원활히 이루어질 수 있고, 이로 인해 당뇨도 서서히 회복되는 것이다.

40주의 실험기간 중에는 번거롭더라도 혈당·맥박·체중·식단 메뉴·식사량·식사시간·운동시간·운동량·일상생활요점·병원약 종류·병원약 복용량 등 하루의 일상을 일기형식으로 세밀하게 기록해 놓으면 나중에 관리하는데 많은 참고가 된다.

이 실험기간 중의 수치측정은 아침식사 전과 식후 2시간, 점심식사 전과 식후 2시간, 저녁식사 전과 식후 2시간, 취침 전, 이렇게 하루에 7번 정도 하는 것이 좋다. 그러나 40주의 실험이 끝난 뒤에는 혈당검사는 되도록 지양하고 당화혈색소 수치와 몸의 신호로 관리하는 것이 좋다.

1. 처음 발견했을 때 당황하거나 조급해 하지 말자

처음에 당뇨판정을 받으면 대부분 사형선고라도 받은 듯 참담해 하거나 절망에 빠지기도 하는데 절대로 놀라거나 당황할 필요가 없다.

당뇨는 금방 악화되는 것도 아니고 금방 낫는 것도 아니며 그렇다고 감기처럼 대수롭지 않은 것도 아니다. 분명히 당뇨는 끈질기고 고통스러우며 잘 낫지도 않는다. 초기에 잡지 못하고 방치하면 합병증으로 생명을 잃을 수도 있는 무서운 공포의 대상이지만, 그 자체만으로 생명을 잃는 일은 드물다.

서두르거나 조급한 효과를 기대하지 말고 마라톤을 출발하는 마음으로 차근차근 공부부터 시작하여, 터득한 지식을 쉬운 것부터 하나하나 실천하면서 세심한 관찰을 통하여 천천히 여유로운 마음으로 관리하는 것이 더 효과적인 방법이다. 이사람 저사람 남의 얘기만 듣다보면 당뇨를 관리하는 방법도, 좋다는 약과 식품도 수도 없이 많다. 어느 누구의 말을 믿어야 좋을지 판단도 헷갈린다.

그러나 한 가지 분명한 것은 양약이든 한약이든 당뇨를 고치는 약은 아직까지 이 세상에 없으며, 한두 가지의 식품으로 고칠 수 있다는 말도 모두 거짓말이다.

당뇨치유는 정심요법 · 식이요법 · 운동요법 · 기혈요법, 이 네 가지의 여러 가지 복합적인 요소들이 서로 조화를 이루었을 때 가능하다.

당사자 본인이 당뇨에 대해 정확히 알고 고칠 수 있다는 굳은 의지로 관리만 잘 한다면, 당뇨가 없는 사람보다 더 건강하게 장수할 수 있다. 그래서 당뇨는 공포의 대상이 아니라 오히려 전화위복의 좋은 선물이 될 수도 있다.

당뇨가 없는 사람은 자신의 건강을 과신하여 무절제한 생활을 하지만, 당뇨가 있는 사람은 매사를 무리하지 않게 절제하며 생활하기 때문이다. 그러므로 겁을 먹거나 미리 포기하는 일은 절대로 없어야겠으며 보다 긍정적인 자세로 희망과 용기를 가져야 한다.

본인이 당뇨를 발견했을 때에는 이미 3~10년 전부터 나도 모르게 내면적으로 진행되어왔다고 볼 수가 있는데, 이처럼 오랜 세월에 걸쳐서 진행되어 왔듯이 치유 또한 오랜 기간이 소요된다. 급하게 서두른다고 해서 빨리 치유되는 것이 아니므로 장기적이고 체계적인 세심한 관리가 필요하다. 급한 성격은 오히려 당뇨를 더 악화시킬 수 있으므로 조바심을 버려야 한다.

당뇨가 오는 원인은 여러 가지가 있지만, 그 중에서도 생활습관이 잘못되어서 오는 경우가 가장 크다. 담배나 술을 끊기가 어렵듯이 수십 년간 길 들여져 온 생활습관들을 하루아침에 바꾸기란 쉽지가 않지만, 이 잘못된 습관을 바꾸지 않고서는 당뇨를 해결할 수가 없으므로 어떻게 해서든 잘못된 습관을 고쳐야 한다.

이 잘못된 습관이 피를 탁하게 하여 몸 전체 오장육부의 신진대사를 방해하므로 당뇨가 오는 것인데, 잘못된 습관을 고치려면 정심요법 40%, 식이요법 30%, 운동요법 20%, 기혈요법 10%의 비중으로 관리하는 것이 좋다. 이 네 가지를 통틀어서 [자연요법]이라고 하는데, 이 자연요법이 내 몸 안에 있는 전체 피를 맑게 하고 신진대사를 활성화시켜 당뇨를 낫게 하는 것이다.

자연요법으로 당뇨가 정상으로 돌아왔더라도 중도에서 포기하지 말고 꾸준히 평생토록 해야 재발되지 않는다. 백지장도 맞들면 가볍다고 했는데, 이럴 때 가족이나 친지들이 희망과 용기를 가질 수 있도록 옆에서 조언을 해준다거나 협조를 해준다면 큰 힘이 된다. 또는 당뇨를 먼저 경험한 사람들과의 상담을 통해 이들의 체험을 참고하는 것도 많은 도움이 된다. 세상에서 최고의 스승은 경험이니까.

2. 당뇨를 끌고 다닐 것인가, 끌려 다닐 것인가

당뇨는 어디로 튈지 모르는 럭비공처럼 사람의 혼을 빼놓기도 하고, 하늘로 치솟았다가 바닥으로 떨어지는 널뛰기처럼, 걷잡을 수 없이 출렁거리는 혈당수치는 사람의 애간장을 태우기도 한다. 그러나 강제적으로 다스리면 더 난폭해지므로 순리적이고 자연적인 방법으로 관리해야 한다.

당뇨는 변덕이 아주 심하여 조금만 무리하게 다루거나 소홀히 하면 천방지축 널뛰기수치로 혼을 빼기도 하지만, 친구처럼 다정하게 대해 주면 온순한 양처럼 순해지기도 한다.

그래서 당뇨는 문제아를 다루듯 아기처럼 다독거려야 제자리로 돌아온다. 그렇지 않고 강제로 잡으려고 한다면 고삐 풀린 망아지처럼 더 고약하게 변한다. 이처럼 강제로 닦달을 하려고 한다거나 수치에 얽매여 안절부절 못하고 끌려 다니기만 한다면 더 활개를 치고 교활해지는 법이다.

수치에 일희일비(一喜一悲)하지 말고 꾸준한 인내심으로 한결같은 마음을 가지도록 해야 한다. 조급하지 않게, 긍정적으로, 지속적으로 자연요법을 하다보면 내 몸 안에 있는 자연치유력에 의해 당뇨는 슬그머니 꼬리를 감추게 되고 당뇨로부터 해방되는 기쁨을 경험할 수가 있을 것이다.

성공하겠다는 일념으로 무리한 욕심을 부리며 수단과 방법을 가리지 않고 성공에만 집착한다면 성공하기 어렵다.

자기가 하는 일에 양심적으로 정도(正道)를 지키며 열심히 묵묵히 최선을 다하다보면 어느 날 성공은 나도 모르게 저절로 와 있듯, 당뇨관리도 이와 마찬가지이다.

3. 수치에 얽매이지 말고 몸의 신호로 관리하자

경험이 없는 초기에는 예민하여, 수치가 조금이라도 올라가면 금방 무슨 일이 일어날 것만 같이 안절부절 못하는데, 그럴 필요가 없다. 호랑이에게 물려가더라도 정신만 차리면 살아날 수가 있다고 했듯이, 꾸준한 인내심으로 원칙에서 크게 벗어나지만 않는다면 천천히 생각하면서 여유를 가지고 관리를 하여도 조금도 걱정할 것이 없으며, 그렇게 관리하는 것이 더 효과적인 방법이다.

수치는 약간의 환경변화에도 아주 민감하여, 어떤 때는 잘 조절이 되다가도 또 어떤 때는 원인모를 고혈당이 갑자기 나타나기도 한다. 이렇게 널뛰기처럼 오르락내리락하는 수치의 변동에 대하여 아직까지도 현대의학에서는 뚜렷한 원인규명을 못하고 있는 실정이다. 일시적인 순간수치에 놀라거나 초조해 하지 말고 장기적이고 체계적이면서 느긋하게 관리하는 것이 좋다.

휴대용측정기로 검사하는 순간수치는 그때그때 측정할 때의 사정에 따라, 또는 측정기의 오차(10~20%)에 따라 수치가 들쭉날쭉 다르게 나타날 수가 있으므로 절대적인 정확한 수치가 아니다.

그런데도 수치가 오를 때마다 신경이 쓰이고 그것이 스트레스로 작용하여 오히려 수치를 높이기 때문에 관리에 전혀 도움이 되질 못한다.

어떤 사람은 "궁금하니까 자꾸 재어 본다."고 하는데, 수치를 재어 본다고 해서 치료되는 것은 아니지 않는가? 수치만 알아볼 뿐인데, 그렇다고 정확한 수치도 아니고, 게다가 수치가 올라가면 또 스트레스를 받으며 지옥과 천국을 넘나들어야 하니 악순환의 반복으로 득(得)보다는 실(失)이 많다는 것이다.

휴대용측정기도 적절히 잘만 활용한다면 질병관리에 큰 도움이 되겠지만, 시도 때도 없이 과도하게 남용하는 것은 도움을 주는 것이 아니라 오히려 해를 주는 애물단지가 될 것이다.

물론 자신의 평균수치를 모를 때에는 하루에도 여러 번 검사를 해 봐야겠지만, 〈40주 완성 힐링프로그램〉을 통해 자신의 평균수치를 알고 난 다음에는 휴대용측정기 검사는 되도록 자주 하지 말고 당화혈색소 수치와 몸의 신호에 따라 관리해 나가는 것이 좋다. 평균수치라는 것도 엄밀히 보면 정확성이 없다. 휴대용측정기로 재는 순간수치는 잴 때마다 수치가 다르기 때문이다.

당뇨검사 중에서 그래도 가장 정확하다고 말할 수 있는 것은 당화혈색소 검사이므로 3~4개월에 한 번씩 당화혈색소 검사를 해보는 것이 제일 좋은 방법이다. 그때 적혈구 · 백혈구 · HDL(좋은 콜레스테롤) · LDL(나쁜 콜레스테롤) · 고지혈 등의 수치도 함께 알아볼 수 있어 종합적인 관리를 할 수가 있다.

몸의 신호란, 눈이 밝아지고 머리가 맑아지며 기운이 솟고 몸이 가벼워지는 등 신체의 전반적인 컨디션이 좋아진다면 틀림없이 수치도 안정적으로 유지되고 있다는 증거이다. 반대로 눈이 침침하고 머리가 무거우며 몸이 찌뿌듯하고 여기저기 불편한 곳이 나타난다면 수치는 높게 유지되거나 불안정한 상태로 진행되고 있다고 보면 된다.

대체적으로 신체 이상을 가장 빨리 느끼게 되는 것은 피로이며, 그 다음으로 나타나는 것이 3다1소 증세 · 구강증상 · 시력장애 · 피부증상 · 손발저림 · 손발부종 등이다. 구강증상으로는 입안이 마르거나 냄새가 나고, 입술이 거칠어지거나 물집이 생겨 부르트기도 하며, 잇몸이 부어올라 치아가 솟아오르거나 흔들리기도 한다.

손발부종은 손발이 부어 푸석푸석하게 되며, 피부증상은 얼굴뿐만 아니라 신체 전반의 피부가 거칠게 되거나 여러 가지 피부질환이 나타난다. 그리고 감기나 몸살이 오면 다 나을 때까지 혈당수치가 많이 올라가게 되므로 충분한 휴식을 취하여 감기몸살을 빨리 치료하도록 해야 한다.

참고로 공복수치와 식후 수치의 편차에 대해서는 50~60mg/dℓ(공복수치 80 · 식후 수치 140일 때 편차는 140−80=60임) 정도로 유지하는 것이 가장 좋다. 수치의 편차가 크면 클수록 체내의 항상성이 흐트러져 각종 합병증이 유발되므로, 수치가 낮으면서 편차가 심한 것보다, 수치가 좀 높더라도 편차가 적은 것이 더 좋다.

수치에 얽매이지 말라는 또 다른 경험자(75세의 유명 한의사)의 말에 의하면 당뇨가 있으면 수치가 오르락내리락하는 것은 흔한 일이므로 가끔씩 원인 모르게 나타나는 일시적인 고혈당에 일희일비하지 말라고 하였다.

200mg/dl 이상의 고혈당이 유지되면서 혈압이 높고 3다1소 증세와 합병증이 있으며 생활에 불편이 심하다면 당연히 병원을 찾아야 되겠지만, 200mg/dl 전후의 수치에서 혈압이 정상이고 당뇨증상과 합병증이 없으며 생활에 불편이 전혀 없다면 병원을 찾을 필요 없이 집에서 자연요법으로 관리해도 충분하다고 했다.

혈당이 높으면 혈액이 끈끈하여 당연히 혈압이 높아야 하고, 고혈당이 오래 지속되면 당뇨증상이 나타나고 합병증이 발병되는 것도 당연한 일인데, 이런 현상들이 전혀 없다는 것은 오랜 기간 고혈당이 이어지면서 그 수치가 자기 몸에 부담 없는 수치로 길들여져 자리 잡고 있다는 것이다.

그래서 어떤 사람은 혈당수치 200mg/dl에도 합병증이 있어 쩔쩔매는가 하면, 어떤 사람은 300mg/dl이 넘는데도 병원약을 먹지 않고도 합병증 없이 멀쩡히 지내는 등 사람에 따라 천차만별이라는 것이다.

그렇다고 혈당수치를 무시할 수는 없는 일이기에 3~4개월에 한 번씩 당화혈색소 수치를 참고하고, 순간수치의 노예가 되지는 말라는 것이다.

건강관리를 위해서는 물론 일정한 기준이 있어야겠지만, 현대의학에서 정해 놓은 표준수치는 통계적 수치에 불과하다. 사람이란 선천적인 체질에 따라 차이가 있을 수 있는데, 개개인의 특성을 무시한 채 누구에게나 똑같이 획일적으로 통계적 수치를 적용한다는 것은 모순이 아닐 수 없다.

수치는 지극히 가변적이다. 평소에는 정상수치였으나 큰 충격으로 스트레스를 받거나 과식을 하면 누구나 잠시 수치가 올라갈 수가 있는데, 이런 경우 그 사람을 환자라고 할 수는 없는 것이다. 그래서 그때그때 측정하는 순간 수치에 너무 신경 쓰지 말고 당화혈색소 수치와 몸의 신호로 관리하는 것이 좋다는 것이다. 본인은 〈40주 완성 힐링프로그램〉을 통해 자신의 평균수치를 알고 난 다음에는 혈당검사는 거의 하지 않고 당화혈색소 검사만 하고 있는데, 그것도 1년에 1~2회 정도 필요할 때만 한다.

4. 당뇨치료는 체질에 따라 다르다

TV에서 〈세상에 이런 일이〉라는 프로그램에 나오는 사람들을 보면 커피만 먹고 사는 사람이 있는가 하면, 설탕만 먹고 사는 사람, 술에 밥을 말아 먹는 사람, 하루 종일 담배를 물고 사는 사람 등 별별 사람들이 다 있다. 일반 사람들이 그렇게 따라 했다가는 하루도 넘기지 못할 일들이지만, 특수체질이기 때문에 그런 일들이 가능할 것으로 본다.

한집안의 가족들도 보면 같은 환경에서 생활하고 같은 음식을 먹고 살지만, 서로 체질이 다르기 때문에 어떤 가족은 당뇨가 걸리기도 하고 어떤 가족은 걸리지 않기도 한다.

커피를 한 잔만 마셔도 잠을 못자는 사람이 있다. 반대로 커피를 아무리 마셔도 잠을 잘 자는 사람도 있다. 또 곡류와 채식이 맞는 사람이 있고 육류가 맞는 사람도 있다. 곡식 중에서도 현미가 맞는 사람이 있고 보리가 맞는 사람이 있다.

감기도 어떤 사람은 일주일 만에 낫는가 하면, 어떤 사람은 한 달이 지나도 낫지 않는 경우가 있다. 병원에서 같은 질병의 환자들에게 동일한 약을 처방했는데 어떤 환자는 잘 낫고 어떤 환자는 전혀 낫지 않는 경우가 허다하다.

어떤 약이 80%의 치료효과를 보였다고 했을 때 나머지 20%에 속한 환자에게 그 약의 효과는 80%가 아니라 0%이다. 이럴 때 20%의 환자에게 그 약은 무용지물이다. 이런 현상들은 사람마다 서로 체질이 다르기 때문이다.

이 같은 현상은 자연요법에서도 마찬가지이다. 같은 방법으로 자연요법을 했는데 어떤 사람은 효과가 있으나 어떤 사람은 효과가 없을 수도 있다.

이것은 서로 체질과 환경이 다르기 때문인데, 이럴 때는 방법을 달리하여 이렇게도 해보고 저렇게도 해봐서 개개인마다 각각 다른 자기체질에 맞는 '맞춤요법'을 스스로 찾아야 한다. 누구에게나 똑같이 일률적으로 적용되는 정답(한 가지 방법)은 없다.

현대의학에서 말하는 혈당수치·당화혈색소수치·혈압수치 등 각종 수치는 개개인마다 다른 체질의 수치를 일일이 다 나눌 수 없으므로 전체인구를 대상으로 한 평균값이다. 이 평균값을 체질이 서로 다른 개개인에게 똑같이 적용할 수는 없는 것이다.

100세 이상 장수노인 100명의 유전자 염기서열을 해독하는 연구가 미국에서 활발히 진행되고 있는데, 이 작업에 참여하고 있는 알버트 아인슈타인 의과대학의 니르 바라질라이 박사는 "지금까지의 연구결과로 보면 선천적인 유전자가 후천적인 생활습관보다 모든 면에서 우선적으로 영향을 끼칠 수 있다."라는 견해를 피력하였다.

이런 주장을 하게 된 근거로 그가 연구하고 있는 장수노인 중에서 95년 동안 줄담배를 피우고 있는 110세 노인이 있는가 하면, 육식을 주로 하여 비만인 사람, 운동을 전혀 하지 않는 사람, 채식을 전혀 하지 않는 사람들도 건강하게 살아가고 있는 예가 적지 않기 때문이라는 것이다. 장수 유전자를 연구하고 있는 유타대학의 리처드 코우손 박사도 "건강장수자들에겐 질병으로부터 보호해 주거나 노화의 진행을 지연시켜주는 유전적 특징들이 분명히 있을 것"이라고 말했으며, 보스턴대학의 노인학 전문가 토머스 펄스 박사도 "100세를 훨씬 넘게 사는 사람들은 그 어떤 유전적(체질적) 이점이 있는 게 틀림없다."고 말하고 있다.

이렇게 장수하는 사람들이나 건강한 사람들의 체질적 DNA 분석을 통하여, 언젠가는 장수와 건강의 실마리를 찾아낼 수 있을 것이며, 이를 바탕으로 장수와 건강을 가능케 하는 약도 만들어낼 수 있을 것으로 믿고 있다.

5. 내 몸에 있는 자연치유력이 당뇨를 낫게 한다

많은 사람들이 첨단의학이나 좋은 약, 또는 유명의사가 병을 고치는 것이라 생각하고 있지만, 실은 그렇지 않다. 인체는 자기감시·자기진단을 통해 몸에 이상이 생기면 즉각 면역시스템이 발동하여 자연치유력을 높여 원래의 상태로 되돌려 놓으려는 '항상성(恒常性)의 법칙'에 따라 실제로 병을 낫게 하는 것은 자신이 갖고 있는 '자연치유력'이다.

의사나 약의 역할은 개개인이 지니고 있는 자연치유력이 좀 더 발휘될 수 있도록 좋은 환경을 만들어 주는 것에 불과하다. 예를 들어 골절이 되었을 때 의사는 뼈와 뼈를 맞추어 줄 뿐이며, 뼈를 붙게 하는 것은 자신의 자연치유력이다. 세계 제일의 명의라도 죽은 사람의 부러진 뼈를 붙일 수 없는 것이 그 증거이다. 죽은 사람에게는 자연치유력이 없기 때문이다.

우리가 살아가는데 있어서 생명이 유지되고, 몸이 자라고, 생각하고, 활동을 하기 위해서는 체내에서 수천가지의 화학반응이 일어나고 있는데 이것을 '신진대사(新陳代謝)' 또는 '물질대사(物質代謝)'라고도 부르며 줄여서 '대사'라고도 한다.

우리 몸은 이 신진대사에 의해 새로운 세포와 늙은 세포의 교체가 잠시도 쉬지 않고 이루어지고 있으며, 새 세포가 만들어지는 과정에서 잘못된 변이세포가 만들어지면 이것이 곧바로 세포분열로 증식하여 각종 난치병을 유발시킨다.

또한 호흡과 음식물 섭취를 통해 체내에 유입되는 온갖 독성물질과 중금속, 그 외 많은 유해물질이 인체의 면역체계를 약화시켜 온갖 난치병을 유발시키기도 한다.

우리 인체는 '자기(본래의 자기 세포)'와 '자기가 아닌 것(변이세포·이물질·세균 등)'을 구분하여 자기가 아닌 것을 공격·살상하여 신체를 방어하는 힘을 '면역력'이라 하고, 건강상태로 저절로 회복되는 힘을 '자연치유력'이라고 한다.

면역력을 강화하여 자연치유력을 높이기 위해서는 자연에 의한 방법으로 해야 효과가 있으며, 화학약이나 강제적인 방법으로 했을 때에는 오히려 면역력을 저하시키는 결과를 초래할 수도 있으므로 화학약의 남용은 자제하는 것이 좋다.

뼈가 부러지거나 상처를 그대로 두어도 저절로 낫게 되는 것은 우리 몸에 자연치유력이 있기 때문인데, 면역력이 떨어지면 질병에 대한 저항력이 약화되며 이로 인해 자연치유력까지 약하게 되므로 면역력을 강화시키는데 관리의 주안점을 두어야 한다.

면역력이 강화되면 자연치유력이 되살아나 자연적으로 췌장기능이 회복되어 정상적인 인슐린 분비를 할 수가 있고 인슐린 저항성도 저절로 개선되는 것이다.

6. 자연치유력을 높이려면 자연요법 뿐이다

면역력과 자연치유력을 높이려면 자연으로 돌아가야 한다. 자연으로 돌아가라고 해서 깊은 산속으로 들어가라는 것이 아니라 자연의 법칙과 생명의 원리에 어긋나지 않는 생활을 해야 하는 '자연요법'을 말하는 것이다. 흙과 숲, 그리고 햇빛을 가까이하여 생명의 에너지를 공급 받고, 맑은 공기와 좋은 물을 많이 마시는 것도 좋은 자연요법이다.

그런데 현대의학에서는 오장육부의 기능을 살려주는 근본적인 원인치료는 하지 않고, 혈당강하제를 통해 수치만 조절하는 대증요법으로만 일관하고 있으니 당뇨가 낫질 않는 것이다. 이는 인체의 내부적인 자율적 조절 능력을 무시한 채 외부에서 투입되는 화학약에만 의존하다 보니 자율적이고 능동적인 자연치유력은 감소되고, 수동적이고 타율적인 방법으로 바뀌어 치료로부터 점점 멀어지고 있는 것이다.

자연요법은 종합예술과도 같아서 한두 가지의 방법으로 효과가 나타나는 것이 아니다. 정심요법 · 식이요법 · 운동요법 · 기혈요법이 맞춤세트로 종합적 조화를 이루었을 때 효과가 있다. 또 자연요법을 한답시고, 하고 싶은 것을 억지로 참거나 하기 싫은 일을 강제로 하는 것은 자연요법이 아니다. 자연요법이란 물이 흐르듯 강제가 들어가지 않은 순리적인 방법으로 하는 것을 말한다.

예를 들어 풍선의 한 부분이 튀어나왔을 때 그 튀어나온 부분을 손가락으로 누르면 들어가지만, 손가락을 떼면 다시 튀어나오므로 계속 누르고 있어야 한다. 이는 자연요법이 아니라 강제요법이다. 반대로 풍선의 바람을 약간 빼 주면 손가락으로 누르지 않아도 튀어나온 부분이 저절로 원상태로 돌아가는데, 이것이 자연요법이다.

밤이 지나면 낮이 오고 봄이 지나면 여름이 오듯, 배가 고프면 밥을 먹고 졸리면 잠을 자듯, 자연의 순리대로 하는 것이 자연요법인 것이다.

이왕 찾아온 당뇨를 원망하거나 한탄만 하지 말고 운명으로, 또는 나의 일부로 받아들이고 자연의 섭리대로 살아야 한다. 본인은 당뇨를 관리하면서 언제부터인가 자연의 법칙을 하나 배우게 되었는데, '부분은 전체를 지배할 수도 거역할 수도 없지만, 전체는 부분을 지배할 수가 있고 전체가 변하면 부분도 변한다.' 는 이치를 알게 되었다.

인간은 자연의 일부이니 자연을 거역할 수가 없고, 당뇨도 이제 나의 일부가 되었으니 이제부터 내가 자연에 순응하며 함께 동화(同化)되어 가다보면 내 안에 있는 당뇨는 사라질 수밖에 없다는 것이다. 자연에는 원래 부정적이거나 부조화(질병)라는 것은 없으니까. 내가 자연과 일체가 되었는데 내안에 당뇨가 더 이상 붙어 있을 수는 없는 것이다.

모든 대사성 질환은 혈액이 탁해서 생기는 경우가 많은데 혈액이 맑아지려면 최소 4개월 이상은 자연요법을 해야 효과가 나타난다.

혈액의 수명이 120일이기 때문에 체내에 있는 모든 피가 새것으로 다 바뀌려면 4개월이 소요된다. 그러므로 자연요법은 중단하지 말고 꾸준히 지속적으로 해야만 효과가 있는데도 불구하고, 대부분 처음에는 제대로 관리를 하다가 조금 좋아지면 느슨해져서 게을리 하는 경우가 많다.

평생 동안 지속적으로 하기란 참으로 어려운 일이기는 하지만, 중간에서 소홀히 하거나 중단한다면 그동안의 수고가 물거품이 되고 모든 것은 다시 원점으로 돌아가 버리므로, 정상으로 회복된 뒤에도 초심을 잃지 말고 꾸준히 관리를 해야 재발을 방지할 수가 있다.

그러나 인간은 누구나 편해지고 싶고, 건강에 나쁜 줄 알면서도 굳이 해보고 싶은 충동도 있는데 그것을 자제하기란 결코 쉬운 일이 아니다. 그래서 당뇨관리는 자기와의 싸움이며, 이를 통해서 많은 인생 공부를 하게 되는 것 같다. 자연요법을 10년 이상 제대로만 하게 된다면 해탈의 경지까지는 아니더라도 반(半)해탈은 되지 않을까 생각해 본다.

자연요법은 당뇨뿐만 아니라 뇌졸중 · 고혈압 · 고지혈증 · 심장병 · 비만 등 각종 대사성 혈관계 질환을 치유하고 다스리는데 좋은 건강 관리법이므로 건강한 사람들도 자연요법을 꾸준히 생활화 한다면 각종 질병을 예방할 수가 있다. 모든 대사성 질환은 모두 뿌리가 같기 때문이다.

7. 자연요법을 제대로 하려면 자연의 섭리를 알아야 한다

모든 병은 내가 아는 것만큼 치유되는 것이므로 먼저 그 병에 대한 공부부터 하여 본인이 그 병에 대한 박사가 되어야 한다. 스스로 병을 고칠 수 있다는 확신을 가지고 터득한 지식을 바탕으로 철저한 관리를 한다면 고칠 수 있으나, 의지가 약하거나 노력이 부족하면 못 고친다. 세상에 노력 없이 거저 얻어지는 공짜는 없으니까.

《손자병법》에도 '적을 알고 나를 알면 백전백승(百戰百勝)'이라고 했다. 당뇨와의 싸움에서도 마찬가지이다. 당뇨에 대해 먼저 알고 제대로 대처해야 이길 수가 있는데, 대부분의 사람들은 자기가 먼저 배우고 스스로 노력하려고 하지는 않고 남의 도움으로 고쳐지기만을 바라고 있다. 그렇게 해서는 절대로 당뇨를 고칠 수가 없다는 것을 명심해야 한다.

외상·종양·골절 등 세균성 질환은 병원치료가 불가피하지만, 당뇨·고혈압 등 대사성 질환(代謝性 疾患)은 남이 고쳐주는 것이 아니라 내가 고치는 것인데, 자신이 그 질병에 대해 모르고서야 어떻게 고칠 수가 있겠는가?

당뇨가 오래되어 증세가 심하거나 합병증이 있는 경우에는 전문의에게 진료를 받아야 하지만, 초기에는 의사에게 간단한 검진과 지도만 받을 뿐 실제 관리는 본인이 알아서 해야 하는데, 체질이나 환경에 따라 관리방법이 서로 다르기 때문에 자신에게 맞는 '맞춤 관리'를 하려면 당뇨에 대한 폭넓은 상식을 갖고 있어야 한다.

"물고기를 잡아주지 말고 물고기 잡는 법을 가르쳐 주라."는 말이 있다. 당뇨인들은 이 말을 꼭 명심하고 새겨들어야 한다. 당뇨인들이 얼마나 게으르면 당뇨를 '게으름병'이라고까지 했겠는가? 당뇨 공부를 하는 것조차도 게을러서 못하고, 남이 가르쳐 주기만을 바란다면 자연요법은 생각도 하지 말아야 한다. 부지런하지 않고서는 자연요법을 지속적으로 할 수가 없기 때문에 게으름을 버리지 못한다면 결코 당뇨는 고칠 수가 없을 것이다.

당뇨치료는 담배를 끊는 것과 같다. 담배는 남이 끊어주는 것이 아니라 본인의 의지로 끊듯 당뇨도 본인의 의지로 고치는 것이다. 담배를 한방에 끊는 사람이 있는가 하면 여러 번 실패를 하고도 못 끊는 사람이 있듯이 당뇨도 본인의 의지만 강하면 고칠 수 있으나 그렇지 못하면 고칠 수가 없다.

생명은 하나뿐이다. 부지런함을 생활화하여 지긋지긋한 당뇨를 뿌리치고 건강하고 행복한 인생을 즐길 것인지, 아니면 나태함을 버리지 못해 무의미하고 허망하게 고통의 생명을 마감할 것인지는 전적으로 자신에게 달렸다. 최소한 책을 읽는 노력만이라도 하여 당뇨상식을 넓히는 것이 당뇨관리의 첫걸음이다.

그런데 아무리 많은 지식을 갖고 있더라도 머릿속에만 넣어두고 실천을 하지 않는다면 그것 또한 아무 소용없는 일이다. 터득한 지식을 생활에 응용하면서 꾸준한 관찰을 통하여 자기에게 맞는 자기만의 '맞춤요법'을 찾아내어 그것을 실천해야 당뇨를 고칠 수가 있을 것이다.

8. 정상수치로 돌아와도 자연요법을 중단하면 안된다

〈40주 완성 힐링프로그램〉으로 당뇨가 정상으로 회복된 후, 당분간은 그런대로 관리를 잘 해나가다가 어느 정도 세월이 지나면 도중에 지치거나 느슨해져 자연요법을 소홀히 하는 경우가 허다한데, 이렇게 되면 지금까지의 수고가 모두 물거품이 되고 다시 원점으로 돌아가고 만다.

이럴 때는 당뇨를 처음 발견했을 당시의 그 암담했고, 절실했고, 절박했던 그때의 그 심정! 그 초심을 떠올려 마음을 다잡아 자연요법을 다시 시작해야 한다. 자연요법은 〈40주 완성 힐링프로그램〉으로 끝나는 것이 아니라 살아있는 날까지 중단하지 말고 꾸준히 지속적으로 해야 한다. 이렇게만 한다면 당뇨가 없는 사람들보다 더 건강하게, 더 오래 살수가 있다.

9. 나무만 보지 말고 숲을 보자

정치 · 경제 · 교육 · 문화 등에 있어서도 마찬가지지만 일상생활의 건강관리 · 질병치료에 있어서도 지엽적인 측면만 보고 '이것이 좋다, 저것이 좋다' 속단하는 경우가 많다.

숲은 보지 못하고 나무만 보고 일을 처리한다면 실패하는 경우가 많다. 매사는 부분적인 단면만 볼 것이 아니라 전체적인 총체를 봐야한다.

식이요법에 있어서도 좋은 음식 몇 가지에만 매달릴 것이 아니라, 내 몸에 맞는 식품으로 전체적인 영양관리를 해야 효과가 있다. 당뇨에 '뭐가 좋다, 뭐가 좋다' 좋다는 것만 찾는 것은 지엽적인 문제이다.

그리고 식이요법만 잘 한다고 당뇨가 해결되는 것도 아니다. 정심요법 · 식이요법 · 운동요법 · 기혈요법이 함께 조화를 이루었을 때 당뇨가 치유되는 것이다. 부분적이고 단편적인 한 가지에만 집착하지 말고 좀 더 폭넓은 전체적인 관리를 해야 한다.

10. 과대광고에 현혹되지 말자

세상에는 수천수만 가지도 넘는 많은 약들이 나와 있지만, 아직까지 약으로 당뇨를 고친 예는 없다. 다만 고친다는 그 말에 솔깃하여 지푸라기를 잡는 심정으로 어느 한 방법에 고집스럽게 매달렸다가 후회하고 실망한 사람들은 안타깝게도 너무나 많다.

병원약도 알고 보면 당뇨를 근본적으로 치료하는 약이 아니라, 높은 수치를 그대로 방치하면 여러 가지 합병증으로 위험할 수가 있으니, 그런 단계까지 가기 전에 병원약으로 수치를 강제로 내리게 하여 그 위험으로부터 예방을 하자는 약이다.

이런 병원약을 1년 이상 장기간 복용하면 간장이나 신장 · 췌장 등을 손상시켜 신체 전반의 대사 기능을 불완전하게 만들어 화학약으로 인한 또 다른 합병증을 유발할 수가 있으므로 병원약 투약은 1년 이내로 끝내는 것이 좋다.

물론 췌장의 손상으로 인슐린 분비능력이 현저히 저하되었거나 인슐린 저항성이 심하여 고혈당이 지속될 경우에는 자연요법만으로 고혈당을 낮추기가 사실상 어렵기 때문에, 이럴 때는 적극적인 병원약 투약과 자연요법을 반드시 병행해야 하지만, 병원약과 자연요법을 병행하다가 수치가 200㎎/㎗ 이하로 내려오면 그때부터는 병원약을 서서히 줄여가며 나중에는 끊고 자연요법으로만 해도 된다. 당뇨약을 한번 먹으면 평생 먹어야한다는 것은 와전된 말이다. 몇 번이나 끊었다 다시 복용해도 아무 탈이 없다.

당뇨를 고친다는 각종 과대광고에 현혹되지 말고 자연요법으로 관리하는 것이 지금까지의 방법으로는 최선의 방법이다. 만약 약이나 식품으로 당뇨를 고친다는 것이 사실이라면 노벨의학상은 진작 받았을 것이며 세계의 언론들도 대서특필로 야단법석 소동이 났을 것이다.

11. 조기진단 · 조기발견이 꼭 능사만은 아닌 것 같다

성격이 좀 느긋하고 웬만한 일에 잘 놀라지 않는 사람이라면 조기진단 · 조기발견이 당뇨치료에 상당한 도움이 될 수 있을 것이라 믿는다. 그러나 성격이 좀 예민하고 사소한 일에도 신경을 많이 쓰는 사람이라면 조기진단·조기발견이 꼭 치료에 도움이 된다고만 말할 수는 없을 것이라 생각된다. 오히려 '긁어 부스럼'을 만들 수도 있지 않을까 염려된다.

'알면 병, 모르면 약'이라는 속담처럼, '아무것도 모르면 차라리 마음이나 편할 텐데, 미리 알고 나면 괜한 걱정거리로 마음이 혼란스러워 도리어 해롭지 않을까?'라는 생각도 해본다.

우리는 하루에도 암균·에이즈균·애볼라 바이러스 등 수많은 여러 가지 병원체들을 먹고 마시며 산다고 한다. 이로 인해 질병에 걸리는 사람들도 있지만 그 수는 미미하며, 먹고 마신 줄도 모르고 그냥 지나쳤는데도 병에 걸리지 않고 건강하게 사는 사람들이 훨씬 더 많다.

조기진단·조기발견을 하지 못했기 때문에 병원치료는 당연히 받지 않았을 텐데도 말이다. 왜일까? 내 몸을 지키려는 자가 면역력과 항상성을 유지하려는 자연치유력에 의해 이 병원체들이 모두 다 소멸되었기 때문이다. 현대의학에서 보면 불가사의(不可思議)한 일이라고 하겠지만 이 놀라운 사실은 엄연한 현실이다.

12. 당뇨를 고칠 사람과 고치지 못할 사람과의 차이점

17년 동안 수많은 사람들과 상담을 해 오고 있지만, 5분 정도만 얘기를 해보면 '이 사람이 당뇨를 고칠 사람인가, 고치지 못할 사람인가?'는 금방 알 수가 있다. 당뇨를 고칠 사람들의 공통점은 항상 담대함과 의연함, 웃음을 잃지 않고 밝게 살면서 수치변동에 일희일비하지 않는다. 긍정적 · 적극적 · 낙천적 · 희망적으로 살며, 매사에 정확하고 부지런하고 인내심이 많으며, 남의 말을 경청하고 상대방의 생각과 주장도 존중하며 이해하려고 한다.

과욕과 교만을 부리지 않고 매사에 감사하는 마음으로 겸손하며, 자기 잘못을 남의 탓으로 돌리지 않고 인정할 줄 알며 인정했으면 곧바로 고치려고 노력한다. 불행과 시련이 닥치면 전화위복의 기회로 생각하고 그 원인을 찾아서 교훈으로 삼는다.

한 가지를 말하면 말하고자 하는 취지를 금방 알아차리고 두 가지를 알며, 이것을 다각도로 응용 · 활용하여 자기에게 맞는 방법을 찾도록 노력한다. 세상에 노력 없는 대가는 없으니까. 자기가 노력한 만큼 고쳐진다. 본인은 여기에 속하는 사람들을 뚝배기그룹이라고 부른다.

반대로 당뇨를 고치지 못할 사람들의 공통점은 담대하지 못하여 당뇨라는 진단결과만 나오면 그날부터 걱정이 앞서 잠을 못 잘 정도로 불안해하고 초조해하며 조금만 수치가 올라도 안절부절 못한다. 매사에 부정적 · 비판적 · 비관적 · 독선적이며 편견과 아집으로 자기만 알고 욕심이 많다.

의심이 많아 상대방의 말을 잘 믿지를 않고 자기주장만 내세우며, 자기가 세상에서 최고인 줄 착각에 빠져 자기 잘못을 잘 모르거나 인정하려고도 하지 않는다. '내가 하면 로맨스, 남이 하면 불륜'이라는 생각의 소유자로서 모든 잘못을 남의 탓으로 돌린다.

또, 한 방에 해결되는 특별한 식품이나 약에만 의존하려고 한다. 자연요법은 부지런해야 하고 오래도록 인내해야 하니까 게으른 사람도 손쉽게 할 수 있는 그런 방법만 찾는 것이다. 그러나 그런 식품이나 약은 아직까지 이 세상에 없다. 본인은 여기에 속하는 사람들을 냄비그룹이라고 부른다.

자신은 조금도 노력하지 않고 남에게만 의존하여 일일이 가르쳐주기만을 바란다거나, 약이나 의사에게만 의존하고 있다면 당뇨는 평생 고치기 어려울 것이다. 개개인에게 맞는 맞춤요법은 아무도 모른다. 의사도 모른다. 오직 본인만이 알 수가 있는데, 이것은 꾸준한 노력으로 생활 속에서 본인이 스스로 그 방법을 찾아야 한다. 그러려면 뚝배기그룹이 되어야 한다. 당뇨는 42.195km만 달리면 되는 육상경기의 마라톤이 아니라 평생을 혼자서 달려야 하는 인생의 마라톤으로서, 궁극적으로는 자기와의 싸움이다.

끝으로 당뇨는 병이 아니므로 겁낼 필요가 없다. 시력이 나쁜 사람이 안경만 쓰면 생활에 불편 없이 정상적인 생활을 할 수가 있듯이, 생활습관이 잘못되어서 생긴 당뇨도 잘못된 생활습관과 음식습관만 바로 잡아주면 건강한 생활을 하는데 아무런 문제가 없다.

아직은 희망사항이고 장담할 수는 없지만, 그래도 한 가닥 희망을 가지는 것은 급속도로 발전하고 있는 췌도 이식술과 줄기세포 연구이다. 전 세계적으로 연구가 활발하게 진행되고 있으니 머지않아 현대의학에서도 당뇨를 완전히 정복하는 그 날이 곧 오리라 믿는다. 그때는 힘들게 자연요법을 하지 않아도 될 것이다.

정심요법(正心療法)

정심요법은 다른 표현으로 '마음 다스리기 요법'이다. 아무리 식이요법·운동요법을 철저히 지킨다 하더라도 마음을 올바로 다스리지 못한다면 당뇨치유는 기대하기 어렵다.

통계에 나와 있는 성인병의 발병원인을 보면, 스트레스 40%, 잘못된 식사 30%, 운동부족 15%, 환경적 요인 15%라고 하는데, 나의 경험으로는 정심요법 40%, 식이요법 30%, 운동요법 20%, 기혈요법 10% 정도 차지하지 않을까 생각한다.

지금까지 당뇨는 췌장에서 인슐린을 분비하는 기능에 이상이 생겨 체내 인슐린이 부족하게 되어 고혈당이 초래되는 것이므로 호르몬 생성 및 분비를 담당하는 내분비기관에서만 다루어 왔으나, 스트레스가 혈당수치 상승의 주요 요인으로 밝혀지고부터는 내분비기관 외에 신경정신기관에서도 다루어야 된다는 의견이 분분하여, 의학이 발달한 의료 선진국에서는 이 분야에 대해서 연구와 논의가 활발하게 진행되고 있다고 한다.

특히 스트레스장애가 심한 당뇨인은 내분비기관의 치료에 앞서 신경정신기관의 치료가 병행되지 않고서는 절대로 당뇨가 좋아질 수 없다는 것이다.

1. 긍정적 · 낙천적 · 희망적으로 살자
— 생각이 바뀌면 인생이 바뀐다

미국의 저명한 심리학자이자 철학자인 윌리엄 제임스는 "생각이 바뀌면 행동이 바뀌고, 행동이 바뀌면 습관이 바뀌며, 습관이 바뀌면 인격이 바뀌고, 인격이 바뀌면 운명이 바뀐다."라고 설파하였다. 당뇨가 온 것을 낙담하지만 말고 위기를 기회로 만들 수 있는 지혜를 배워야 한다.

심신이 병들면 운명도 불운을 벗어날 수가 없다. 질병이란 나를 살리기 위한 몸의 신호인데, 이를 거부하거나 부정하지 말고 받아들이면서 나와 질병이 하나가 되어야 한다. 그래야 마음에 안정이 생기면서 몸의 흐트러진 시스템이 차츰 균형을 되찾아 어떤 질병도 낫게 되는 것이다.

우리의 인체를 자동차에 비유해 보면, 인간의 육체는 자동차의 차체와 같고 피는 휘발유와 같으며 호르몬은 윤활유에 해당되고 심장과 기(氣)는 엔진에 해당되며 두뇌와 정신은 운전자라고 할 수 있다.

이로 미루어볼 때, 아무리 좋은 고급차라도 그 차의 운명은 운전자의 관리 여하에 따라 결정되는 것이다. 운전자가 정비를 게을리하거나 운전을 난폭하게 한다면 금방 폐차될 수도 있을 것이고, 철저한 정비와 안전운행을 한다면 오래 탈 수가 있듯이 우리 인체의 운전자에 해당되는 두뇌에서 바른 판단을 할 수 있도록 올바르고 건전한 정신을 가져야 되겠다.

2. 일체유심조(一切唯心造)
− 보이는 정신이 물질이고, 보이지 않는 물질이 정신이다

마음이 본체이고 육체는 마음의 그림자이다. 만사는 마음먹은 대로, 생각하는 대로, 믿는 대로 현실에 반영된다는 뜻이다. 질병(당뇨)의 어두운 그림자를 건강(치유)의 밝은 그림자로 바꾸려면 본체(마음과 정신)를 '고칠 수 있다.'라는 밝은 신념으로 바꿔야 하는데, 본체가 '고칠 수 없다.'라고 생각하고 있다면 그림자인 당뇨가 고쳐지겠는가?

'고칠 수 있다.'라고 생각하는 것과 '고칠 수 없다.'라고 생각하는 것과의 차이는 하늘과 땅 차이이다. 슬픈 마음으로는 진정으로 웃을 수가 없듯이, 당뇨를 불치병이라고 생각하는 한 이미 불치병으로 각인되어 영영 고치지 못하는 것이다. 본체인 마음이 '고칠 수 있다.'라는 신념을 가지고 있을 때 치유가 가능한 것이다.

예를 들어 병원에서 암 진단을 받았을 때에 '아! 이제는 죽는구나! 그렇다면 정신이 있을 때 유산이라도 정리를 해야지. 땅과 집은 누구에게… 회사는 누구에게…' 이렇게 나약한 마음으로 암을 절망적으로 받아들이고 죽음을 준비한다면 그 사람은 분명히 암에게 지고 말 것이다. 그러나 '어! 하찮은 이 암 따위가 오묘한 우주(내 몸은 작은 우주)에 감히 도전장을 내고 우주질서를 교란시켜? 그래, 어디 한번 해보자. 내 몸 안에 있는 생명력을 발동하여 당장 쫓아내고 말겠다.'라는 생각으로 자연치유력을 높인다면 암뿐만 아니라 어떤 질병도 물리칠 수가 있을 것이다.

2,000년 전, 예수님께 안수기도를 받고 나병을 고치게 된 어떤 사람이 너무 기뻐서 "예수님, 고맙습니다. 고맙습니다."하고 날뛰자 예수님께서는 "그 병은 내가 고친 것이 아니라 '분명히 낫게 될 것이다'라고 확실히 믿은 네 마음이 고친 것이다."라고 하셨다고 한다. 이 확신의 마음이 염력이며, 만병을 치유하는 뿌리는 염력과 생명력인데 그것은 오직 정심요법으로만 가능한다.

 음식을 먹을 때에도 먼저 이 음식의 재료가 자랄 수 있게 환경을 만들어준 자연에 감사하고, 재료를 키워주고 가꾸어주고 맛있게 요리를 해준 사람에게도 감사하며 '이 감사한 음식을 통하여 나의 당뇨가 곧 나아질 것이다.'라는 마음으로 즐거운 식사를 한다면 아마 독을 먹어도 보약으로 작용할 것이다.

 반대로 음식에 대해 감사할 줄 모르고 그냥 때가 되었으니까 습관적으로 먹는 식사라면 아무리 훌륭한 진수성찬을 먹더라도 당뇨에는 별로 도움이 되지 못할 것이다. 음식을 먹거나 약을 먹거나 운동을 하거나 무슨 일을 하더라도 세상의 이치는 매한가지이다. 내가 지금 하고 있는 행위에 대하여 긍정적·희망적·발전적으로 '할 수 있다.'라고 생각하면 할 수 있을 것이고, 부정적·절망적·체념적으로 '할 수 없다.'라고 생각하면 할 수 없게 될 것이다.

 당뇨가 있더라도 '왜 이렇게 낫지 않을까?' 하고 고민과 걱정만 할 것이 아니라, '벌써 다 나았다.'는 자신감을 가지고 자연요법을 즐겁게 생활화하면 당뇨는 흔적도 없이 저절로 사라질 것이다. 본체(마음)가 움직이면 그림자(육체·물질)는 그냥 따라가는 것이니까.

3. 부처님 눈에는 부처만 보이고
– 유심소현(唯心所現)

"부처님 눈에는 부처만 보이고 개 눈에는 똥만 보인다."는 말이 있다. 부처님은 늘 부처만 생각하고 개는 늘 먹을 것만 찾다보니 이런 말이 생긴 것일 거다.

똑같은 가짜 약을 한 그룹에게는 특효약이라 하여 투약을 하고 다른 한 그룹에게는 보통약이라 하여 투약을 한 후, 두 그룹에 일정 기간 동안 임상실험을 한 결과 큰 차이가 있음을 발견한 것은 현대 의학에서도 입증된 사실(Placebo 효과)로서 정심요법의 중요한 대목이다. 똑같은 가짜 약이지만 보통약이라 믿고 먹은 그룹은 효과가 없었으나 특효약이라 생각하고 먹은 그룹은 효과가 있었던 것은 바로 믿음의 차이이다. 선입견이라는 것이 이렇게 무서운 것이다. 그 후 이런 임상실험은 화장품·건강식품 등 많은 분야에서 있었지만 결과는 모두 같았다.

4. 같은 말도 '아' 다르고 '어' 다르다

수치가 정상으로 회복되었다가도 관리 소홀로 다시 올라가는 경우가 허다한데, 이럴 때 흔히 "당뇨는 불치병이니까 치료되지 않은 채 잠복해 있다가 다시 악화된 것"이라고 말하는 사람들이 많다. 이 말은 잘못된 표현이다.

같은 반 컵의 물을 두고서 "아직도 반 컵이나 남았구나."하는 것과 "이제 반 컵밖에 남지 않았구나."하는 것에는 큰 차이가 있듯이 "잠복해 있던 당뇨가 악화된 것"과 "완치되었던 당뇨가 재발한 것"의 차이는 크다. 불치병이라고 하면 너무 절망적이지 않은가? 고칠 수 있는 희망이 있는데 왜 스스로 못 고친다고 희망을 포기하는지 참으로 안타깝다.

감기를 예로 들어보겠다. 감기의 증상이 없어지면 감기가 다 나았다고 한다. 그러나 수시로 재발한다. 그런데 "감기는 불치병이니까 잠복해 있던 감기가 다시 악화된 것"이라고 말하는 사람은 없다. "지난 번의 감기가 재발되었다."라는 것이 맞는 표현이다.

열 번을 재발하더라도 고칠 수 있다는 희망이 있다면 다음에는 재발하지 않도록 노력하면 되는 것인데, 처음부터 '불치병이다' 라고 잘못된 상식을 믿는 것은 어리석은 일이다. 그러나 한 가지 명심해야 할 것은 당뇨가 정상으로 회복된 후에도 관리를 소홀히 하면 언제든지 재발하게 되므로 한번 당뇨를 경험한 사람은 꾸준히 자연요법을 해야 하며 끊임없이 주의관찰을 해야 한다.

5. 집착을 버리자
- 염원하면 생성되고 망각하면 소멸된다

더 편리하고 더 좋은 것을 염원하여 거기에 집착을 하다 보니 호롱불이 소멸되고 전깃불이 발명되었고, 짚신이 소멸되고 운동화가 생겨났으며, 마차가 소멸되고 자동차가 만들어졌다.

반대로 호롱불과 짚신·마차는 불편하고 쓸모가 없으니까 우리들의 생각에서 차츰 멀어지고 망각되어 소멸된 것이다. 이렇듯, 인생사의 모든 일은 염원하면 생성되고 망각하면 소멸된다.

생로병사에 얽힌 우리들의 삶은 고통의 연속이며 이 모든 고통도 집착에서 온다. 고통의 집착에서 헤어나지 못하고 계속 빠져 들다 보면 새로운 고통이 자꾸만 생성되는 것이다. 고통에 집착하지 말고 저만치 잊어버리고 지내다보면 '망각의 법칙'에 따라 고통이 소멸되는 것이다.

당뇨의 원인도 따져보면 남보다 앞서 가려는 조급함과 욕심, 맛만 추구하려는 잘못된 음식습관, 자기 마음대로 편하게 살아가려는 불규칙한 생활습관 등, 이 모두가 다 집착에서 비롯된 것들이다.

집착을 버리면 당뇨로부터 해방되지만, 합병증이 올까봐 두려워하는 등 불길한 예측을 하거나 쓸데없는 걱정에 집착하는 것은 버려야 한다. 뭐든지 채우려고만 하면 죽을 수밖에 없고, 모든 걸 초월하고 마음을 비우면 어떤 상황에서도 살아남을 수 있다.

6. 같은 것은 끼리끼리 모인다
- 유유상종(類類相從)

같은 것은 끼리끼리 모이고 서로 맞지 않는 것은 밀어낸다. 어린이는 어린이끼리, 어른은 어른끼리 놀듯 건강한 생각을 하면 건강하게 되고, 의심을 하거나 불안해하면 없던 병도 생기는 법이다.

질병이나 나쁜 것, 부정적인 것은 보지도 말고 듣지도 말고 말하지도 말고 생각하지도 말자. 항상 웃으며 좋은 일, 기쁜 일만 생각하고 범사에 감사하는 마음으로 보람 있는 일을 즐겁게 하다보면 언젠가 당뇨는 흔적 없이 사라지고 좋은 일, 기쁜 일만 남아있을 것이다.

물과 파동의학 분야에서 독창적인 연구를 해온 에모토 마사루 박사는 컵에 물을 담아서 실험을 했다. "사랑합니다, 고맙습니다, 감사합니다."라고 말을 하거나 아름다운 음악을 들려 줬을 때는 보석처럼 영롱한 육각형의 아름다운 결정체를 사진으로 확인했고, "망할 놈, 죽여 버릴 거야, 몹쓸 놈!" 등 욕설을 했을 때는 일그러지고 흉한 결정체의 모습을 사진으로 찍어냈다.

우리가 물을 마실 때도 '내 몸을 살리는 고마운 물, 감사한 물!' 이라고 생각하면서 마셔보자. 효과가 있을 것이다. 이처럼 우리 몸 전체를 이루고 있는 세포도 내가 어떤 말을 하고 어떤 생각을 하느냐에 따라 즉시 건강한 세포와 건강하지 않은 세포로 반응할 것이다. 매사에 긍정적으로 사는 것이 건강생활의 기본이 아닐까 생각한다.

7. 당뇨야 고맙다, 너는 나의 스승이니까
– 자업자득(自業自得)

처음 당뇨판정을 받으면 어떤 사람들은 '하필이면 왜 나야?' 또는 '당뇨는 다른 사람들의 얘기인 줄만 알았는데…….'라며 크게 놀라고 불만을 토로하지만, 곰곰이 따져보면 모든 것은 다 내 탓이다. 당뇨 걸릴 씨앗을 뿌렸으니 당뇨가 걸리는 것이고 건강한 씨앗을 뿌렸으니 건강한 법이다.

당뇨가 온 것은 자연의 섭리를 외면하고 불규칙한 생활을 한데 대한 자업자득(自業自得), 인과응보(因果應報)이다. '재수 없게 내가 걸렸다.'라고 생각하지 말고 '언젠가는 받을 업보를 미리 받았다.'라며 겸허히 받아들여야 한다.

내 몸을 스스로 지키지 못하고 혹사하다가 이렇게 경고(당뇨판정)를 받고서도 내 잘못은 인정하지 않고 남의 탓으로만 돌리는 사람들이 의외로 많다. 진정한 치유는 '이것이 모두 내가 뿌린 씨앗의 열매'임을 인정하는 그때부터 시작되는 것이다.

당뇨는 다른 사람이, 또는 약이 고쳐주는 것이 아니다. 자연의 섭리에 순응하며 매사에 절제하고 규칙적인 올바른 생활습관을 지속적으로 유지했을 때 저절로 낫게 되는 것이다.

'무절제한 생활이 그대로 계속되었다면 더 큰 불행이 올 수도 있었을 텐데, 이쯤에서 당뇨를 만나 올바른 생활습관으로 건강과 행복을 되찾을 수 있게 해준 당뇨가 나에게 얼마나 고마운 스승인가!' 다시 한 번 생각해 볼 일이다.

8. '느린 삶'과 '나눔의 삶'으로 마음에 여유를 갖자

짜증과 불평불만으로 조급하게 허겁지겁 살다보면 나도 모르게 스트레스가 쌓이게 마련이며, 욕심을 부린다고 해서 안 되는 일이 해결되는 것도 아니고 낙천적으로 나눔의 삶을 산다고 해서 손해 보는 것도 아니다. 조급함과 욕심을 버리고 느린 삶과 나눔의 삶을 습관들이는 것이 당뇨치유의 지름길이다.

세상일은 서두른다고 빨리 해결되고 한 발짝 느리게 산다고 해서 뒤처지는 것이 아닌 것 같다. 앞만 보고 달리다보면 넘어질 수도 있고 지칠 수도 있지만, 옆도 보고 뒤도 보면서 천천히 여유로운 마음으로 걸어가면 세상도 보이고 내 그림자(잘못과 결점)도 볼 수가 있을 것이다.

일은 복잡하고 어렵게 만들수록 잘 풀리지 않으며 스트레스가 쌓이게 마련이다. 특히 당뇨관리는 되도록 느긋하고 단순하고 간단하게 관리하는 것이 좋다. 그러면 스트레스를 줄일 수 있고 과로도 막을 수 있으며 온 세상이 행복하고 아름다운 모습으로 펼쳐질 것이다.

미국의 석유왕 존 데이비슨 록펠러도 처음에는 피도 눈물도 없는 비정한 기업인으로서, 그 시대 최고의 범죄자라는 비판을 받을 정도로 악덕 재벌기업의 전형이었다고 한다. 그러나 나눔의 삶으로 새로운 인생의 전기를 찾고부터는 지금까지도 세계적인 자선사업가로 추앙받고 있는 전설적인 인물이다.

나눔의 삶에 처음 눈을 뜨게 된 동기는 마흔네 살 때 중병에 걸려 "3개월 밖에 살지 못한다."는 의사의 최후통첩을 받고 하늘이 무너지는 심정으로 병원을 나서는 순간 '병이 낫기를 바란다면 베풀어라.'라는 병원 벽면에 붙은 포스터를 보고 감명을 받았단다. 그때 마침 수술비가 없어 치료를 받지 못하고 울며 돌아가는 한 어린이를 보고 병원비 전액을 대납하게 된다.

　이 일이 있은 후부터 자선사업은 계속 이어져 '록펠러 재단'·'록펠러 의학연구소'·'록펠러 대학' 등 세계적인 자선재단을 설립하게 되었으며, 3개월 밖에 살지 못한다던 중병은 저절로 사라지고 97세까지 건강하게 명성을 얻으며 살았다. 이같이 나눔의 삶이란 결코 남만을 돕는 것이 아니라 결국은 나 자신을 돕는 일이라 생각된다.

저자의 정심요법 실천요약

■ 나의 기도

천지만물과 생명을 창조하신 님이시여
이 아름답고 좋은 세상 주심을 무한 감사합니다.
뿌린 대로 거두리라 하셨는데
저는 지금까지 많은 죄를 지었습니다.
반성하고 회개하며 남은 생을 다짐하오니
지켜질 수 있도록 지혜를 주소서.

창조주님과 부모님께

창조주님은 우주만물의 근원이시니
마음의 초점은 늘 창조주님을 향하게 하시고
부모님은 저의 근원이시니
효성을 바치는 데 정성을 다하게 하소서.

모든 사람들에게

소외되고 그늘진 곳이나
힘없고 약한 사람들도
모두 저의 형제자매임이 분명하오니

늘 그들과 함께 고통을 나누고
기쁨을 즐길 수 있는
따뜻한 마음을 갖게 하소서.

자식에게

"남을 위해 사는 것이
진정한 나를 위해 사는 길" 임을
말보다 행동으로 보여주게 하시고
질책보다는 칭찬으로
앞에서 급하게 이끌기 보다는
뒤에서 지켜보는 여유를 갖게 하소서.

아내에게

인생의 반려자로서 희로애락의 동반자로서
너무 유난스럽지도 않게 너무 무관심하지도 않게
아내의 단점은 보이지 않게 감추어 주시고
항상 좋은 점만 보이게 해 주시어
처음 만났을 때의 신뢰와 사랑을
영원히 변치 않게 하소서.

자신에게

어둡고 부정적인 것은 떠올리지 말게 하시고

언제나 밝고 긍정적인 생각으로

너무 따지지 말고 인내하고 양보하면서

어려운 환경에서도 즐겁게 사는 지혜를 알게 하소서.

일에 임하면서

작은 일은 꼼꼼하게 큰일은 대범하게

한번 시작한 일은 좋은 결실을 맺을 수 있도록

최선의 열정을 쏟게 하소서.

■ 님 앞에서 저는

먹을 자격이 없는 자는 먹지도 말랬는데
오랜 세월 헛 세상 살았으니
님 앞에서 저는 뻔뻔한 밥도둑이옵니다.

마음은 욕심으로 가득하고 머리는 텅 비었는데
교만으로 아는 체하였으니
님 앞에서 저는 분수를 모르는 어릿광대이옵니다.

어려운 이웃 옆에 두고 모른 척하였는데
제 어려울 땐 은혜만 받았으니
님 앞에서 저는 염치없는 빚쟁이이옵니다.

제 허물은 태산 같은데
남의 티끌만 보고 그 탓만 하였으니
님 앞에서 저는 어리석은 소경이옵니다.

시공(時空)을 주관하시는 님이시여
님께로 다가서기에는 어림없는 죄인이지만
무지한 소경의 눈을 밝혀 주시어
천지우주, 밝은 세상 바로 보게 하소서.
아름다운 인간세상 바로 살게 하소서.

- 〈나의 기도〉와 〈님 앞에서 저는〉을 수시로 묵상하고 반성하면서 실천을 다짐한다. 이 두 글은 나 자신의 생각과 다짐을 적은 기도문인데 몇 십 년을 다짐하면서도 한없는 부족으로 오늘도 노력하고 또 노력한다.

- 산과 들·강·바다·하늘·별 등 대자연 속에 자주 심취해 본다. 때로는 풀·꽃·새 등 작은 개체 속에서 그들과 어우러져 하나가 되어보기도 한다. 사람을 사람답게 만들어 주는 가장 훌륭한 선생은 자연이라고 생각하기 때문이다.

- 일상생활에서의 모든 생각과 말과 행동을 하기에 앞서 '아상(我相)의 나'가 하는 것이 아니라 내 안에 있는 '참나(眞我)'가 하는 것이라는 생각을 먼저 하고 그렇게 실천하려고 노력한다.

- 긍정적·낙천적·나눔의 삶으로 욕심을 버리고 한 템포 느리게 산다.

- 가장 즐겁고 행복했을 때와 가장 괴롭고 어려웠을 때를 생각해 본다.

- 주위에서 일어나는 불행한 일들에 대해 당사자의 입장이 되어 본다.

- '나는 나인 것이 참 행복하다.'를 늘 묵상하고 감사한다.

- 죽음에 대해서도 수시로 묵상한다.

- 자연요법을 실제로 해보면 말처럼 그렇게 쉽지가 않다.

  하고 싶은 것을 억지로 참아야 할 때가 있는가 하면 하기 싫은 것도 강제로 해야 할 때가 있고, 본능을 적절히 자제할 줄도 알아야 하는데 이것은 참기 어려운 고행과도 같은 일이다. 이런 것들을 능동적으로 부담 없이 하려면 선각자와 같은 수양이 있어야겠지만 하루 이틀에 되는 일이 아니니 문제이다.

- 그래서 하려고 마음먹은 것들을 반복적으로 다짐하여 실천이 자연스럽게 될 때까지 나 자신을 세뇌시키는 방법을 쓴다. 즉, '나는 되도록 소식(小食)을 하려고 한다.', '규칙적으로 생활하려고 한다.', '건강에 좋은 것은 즐기고 건강에 해로운 것은 피하려고 한다.' 등 이런 것들이 자발적으로 생활화될 때까지 암시를 주어 나 자신을 긍정적으로 세뇌시키면 자연요법에 한결 도움이 된다.

· · · ·

"보람으로 하는 일은 날마다 천국이요, 의무로 하는 일은 할수록 지옥이다."

〈레오나르도 다빈치〉

식이요법(食餌療法)

옛날 먹거리가 부족했던 시절에는 당뇨가 별로 없었다. 그때는 잘 먹는 사람들만 걸린다고 하여 당뇨를 '부자병'이라 했으며, 어른들만 걸린다고 하여 '성인병'이라 하였고, 잘 낫지 않는다고 하여 '난치병' 또는 '만성병'이라고도 했다.

지금은 식탁의 풍요로 인한 영양과잉과 영양불균형으로 온다고 하여 '식원병'으로 부르다가, 교통수단의 발달로 인한 운동부족과 다양하고 복잡한 사회구조로 인한 스트레스로 인하여 남녀노소 할 것 없이 현대문명이 만든 병이라고 하여 '현대병'이라고 하였다.

이제는 현대의학으로 도저히 고쳐지지 않으니까 '불치병'이라고 부르며 온 세계가 당뇨대란의 공포 속에 휩싸여 있다. 이제 우리는 식습관과 생활습관을 바꾸지 않는다면 코앞에 닥친 당뇨대란을 피할 수가 없을 것이다.

1. 해독요법(解毒療法)

1) 몸에 쌓인 독소 제거가 식이요법의 시작이다

태어날 때 사람의 체액은 독소가 없는 약알칼리성이지만 성장하면서 육류식품과 가공식품의 과다섭취, 무질서한 생활습관, 농약·

방부제·항생제 등의 오남용, 환경오염 등으로 인하여 체내에는 많은 독소가 쌓이게 되며 체액은 산성으로 기울어진다.

이런 환경 속에서 살고 있는 현대인들은 대부분 변비와 숙변이 있으며, 심지어 3kg의 숙변을 지니고 있는 사람도 있다고 하는데 이 숙변에서 쏟아내는 부패균과 가스는 심각한 독소이다. 또한 스트레스도 활성산소를 발생시키며 많은 독소를 뿜어내고 있는데, 이 독소들과 체액의 산성화가 만병의 근원으로서 각종 난치병을 유발시키고 있다.

지저분하고 더러운 것을 그대로 두고서는 아무리 걸레질을 해도 집이 깨끗해질 수가 없듯이, 체내 독소와 노폐물을 그대로 두고는 어떤 명약도 무용지물이며, 아무리 좋은 영양소를 섭취한다고 해도 '밑 빠진 독에 물 붓기'이므로 소화기관은 항상 청결해야 한다.

우리 몸의 소화기관을 식물에 비유를 한다면 뿌리에 해당되고, 강에 비유를 한다면 상류에 해당된다고 할 수가 있는데, 식물의 뿌리가 상하면 영양흡수를 제대로 할 수가 없고, 강의 상류가 오염되면 강 전체가 오염되기 마련이다. 이때 아무리 강 하류를 깨끗이 한다고 하더라도 강 전체가 깨끗해지지 않는다. 상류의 물이 깨끗해지면 하류의 물은 저절로 맑아진다.

이처럼 소화기관이 깨끗해지면 우리 몸은 저절로 건강해진다. 먼저 독소와 노폐물을 제거하여 소화기관이 깨끗해지고 난 다음에 영양소를 공급하는 것이 순서이며, 그래야만 좋은 음식과 좋은 약의 효과가 제대로 나타나는 것이다.

당뇨뿐만 아니라 모든 대사관련 질환은 발병원인이 같은 뿌리이기 때문에 건강해지려면 몸속에 쌓인 독소를 제거해야 하며 이것이 바로 식이요법의 시작이다. 오염된 물을 완전히 버리고 새물을 채워야 깨끗한 물이 되지, 오염된 물에 깨끗한 물을 섞어봐야 그대로 오염된 물이다.

'독과의 전쟁'이라도 해야 할 만큼 현대인들은 수많은 독소와 함께 살아가야할 수밖에 없으므로 정기적인 제독(除毒)·해독(解毒)으로 늘 체내환경을 깨끗하게 해주어야 하는 것이 건강관리에서 첫 번째 해야 할 일이다.

몸에 있는 독소를 제거하고 나면 신체만 깨끗해지는 것이 아니라 '생각의 독소(욕심, 불량한 생각)'도 함께 빠져나와 마음까지도 깨끗해지게 된다.

2) 해독요법의 종류

① 장 청소(腸 淸掃) 해독

- 장 청소는 설사 때문에 휴일이나 주말에 하는 것이 좋다.
- 시작하기 전날 저녁은 식사를 가볍게 하거나 금식을 하면 더 효과적이다.
- 1.8L 페트병에 안데스소금 20g(티스푼으로 수북하게 5개 정도)와 물을 넣고 혼합한다. 체격이 작은 사람은 1.5L 페트병을 사용해도 되며, 소금물을 만들기가 불편하면 약국에서 판매하는 0.9%의 식염수를 사용해도 된다.

- 혼합한 소금물을 약간 따뜻하게 해서 아침 공복에 30분 안에 다 마신다. 30분을 초과하면 미리 마신 소금물이 장에 흡수되어 실패할 수 있다.
- 다 마신 뒤에는 움직이지 말고 조용히 누워있는 것이 좋다. 움직이면 구토를 하거나 설사로 인해 실수를 할 수 있다.

사람에 따라 다를 수 있지만 대부분 다 마신 뒤 약 30분 전후로 하여 화장실에 여러 차례 드나들며 설사를 하게 되는데, 설사를 할 때마다 생수를 한 컵씩 마신다. 이때 변기 속에는 초록색이나 황갈색의 크고 작은 덩어리들을 볼 수 있는데, 이것은 장기 속에 남아 있던 찌꺼기들이 빠져나오는 것으로서 소화기관을 대청소해 주는 것이다.

안데스소금으로 장 청소를 하면 설사로 인해 힘이 빠지는 일이 없으며, 체액의 염분균형을 맞추어주기 때문에 오장육부의 기능을 높여준다. 장 청소 후 하루 정도는 기름진 음식을 피하고 부드러운 식사를 하는 것이 좋다.

장 청소는 3~4개월마다 한 번씩 해주면 우리 몸의 대청소와 해독 효과로 대사성 질환의 예방과 치료에 도움이 된다. 다만 임산부나 담석 제거수술, 담낭 제거수술을 받은 사람은 주의해야 하며 반드시 담당의사와 상의해야 한다.

② 하이드로워터 해독

물은 세포의 구석구석에 영양소와 산소를 운반하고 혈액을 청정하게 하여 혈액순환을 원활케 하고 체내에 축적된 독소, 유해물질, 노폐물을 희석·용해시켜 몸 밖으로 배출시킨다.

그런데 물의 종류에 따라 해독력에 차이가 있으므로 좋은 물을 마시는 것이 무엇보다 중요하다. 그 중에서 하이드로워터를 꼽을 수 있는데, 활성수소가 풍부한 물이라야 몸에 해로운 활성산소를 물로 바꾸어서 몸 밖으로 배출시키기 때문에 좋은 물을 마셔야 해독력이 크다.

우리가 마신 물은 혈액이나 체액이 되어 체내의 구석구석을 흐르는 하나의 강이 된다고 볼 수 있는데, 흐름이 빠른 강물이 더러운 오물을 쉽게 씻어 내려가듯, 우리의 몸도 축적된 노폐물과 유해독소를 빠르게 체외로 배출시키기 위해서는 물을 많이 마셔야 체액의 흐름이 빨라진다.

③ 단기단식(1일 1식) 해독

해독요법으로 단식을 많이 선호하고 있지만 질병에 따라, 사람에 따라 해가 되는 경우도 허다하므로 자기에게 맞는 단식방법을 선택하는 것이 중요하다. 단식에는 장기단식과 단기단식으로 분류할 수 있는데, 장기단식은 1주일, 2주일, 또는 한 달 이상 오래하는 단식을 말하는 것이며, 단기단식은 1일 1식으로 매일 20시간 정도의 짧은 단식을 말하는 것이다.

장기단식은 오랜 단식으로 인하여 '저혈당성 혼수'가 올 수 있고, 잘못되면 큰 위험이 따를 수도 있으므로 몸이 허약한 사람이나 당뇨가 있는 사람은 되도록 장기단식을 하지 않는 것이 좋다.

이에 반해 단기단식은 하루 한 끼이지만 매일 음식을 섭취하기 때문에 저혈당의 위험성이 적고 소식의 목적도 있으며, 하루 중 20시간 정도 위장이 비어있으니, 매일매일 연속적이고 정기적인 단식효과로 해독요법으로는 최고의 방법이다.

그러나 단기단식도 저혈당이 심한 사람, 임산부, 성장기에 있는 청소년, 활동량이 많은 사람 등에게는 좋지 않을 수 있으므로 반드시 전문가와 상의를 해야 한다.

④ 구연산 해독

예로부터 식초는 피로물질을 씻어내는 불로장수의 신약이라 했는데, 구연산은 식초에 비해 3배, 포도당에 비해서는 10배의 효과가 있다.

피로물질인 젖산을 분해시켜 몸 밖으로 배출시키므로 피로회복에는 구연산보다 더 좋은 식품이 없으며, 장내 활동이 원활해져 장벽을 깨끗이 청소해 주고 독소를 분해시켜 간을 보호한다.

신진대사를 촉진시키고 각종 영양소의 흡수율을 높이는데, 특히 칼슘은 장에서 흡수가 잘 안 되지만 구연산과 결합하면 칼슘의 흡수율이 배가된다.

임산부들이 신맛이 나는 과일을 찾는 것은 칼슘의 이용률을 높이기 위해서 본능적으로 구연산을 찾는 것이다. 구연산은 강한 신맛이 있는 유기산이지만 섭취하면 즉시 알칼리로 전환되는 알칼리성 식품으로서, 구연산을 하루에 4~6g(체중에 따라 다름) 정도 장복하면 해독에도 좋지만 체액을 약알칼리로 유지시켜 혈당·혈압 관리에 아주 좋으며 골다공증에도 좋다.

⑤ 안데스소금 해독

안데스소금을 하루에 10~20g(체중에 따라 다름) 정도 섭취하는 것도 해독에 좋다. 한꺼번에 많은 양을 섭취하기는 어렵지만, 조금씩 물에 타서 마시거나 반찬을 조금 짭짤하게 해서 먹으면 된다.

간수의 폐해 때문에 음식을 싱겁게 먹으라고 하여 소금섭취를 꺼리는 사람들이 많은데 짜게 먹어야 면역력이 강해진다. 안데스소금은 일반소금(천일염·맛소금·꽃소금·가공염·정제염 등)과는 달리, 간수·황산가스·중금속 등 몸에 해로운 물질이 없는 순수 자연소금으로써, 몸을 따뜻하게 하고 체내독소와 노폐물제거에 효과가 있다.

그 외 해독요법으로는 해독영양소인 효소·섬유질·비타민·미네랄의 섭취를 늘리고, 해독식품인 함초·바지락·재첩·꼬막·다슬기·흑마늘·황태 등을 자주 섭취할 것이며, 운동을 생활화하거나 몸을 따뜻하게 하는 것도 좋다.

2. 균형요법(均衡療法)

1) 건강의 원리는 균형과 조화이다

몸이 항상성을 유지하기 위해서는 체내 영양이 언제나 조화와 균형을 이루어야 한다. 이 균형이 깨어지면 정상으로 되돌리기 위해 여러 가지 반응을 일으킨다.

예를 들어 체온이 떨어지면 오한으로 피부혈관을 수축시켜 체온이 떨어지는 것을 막아 주고, 체온이 높아지면 땀을 나게 하거나 갈증을 나게 하여 물을 많이 마시게 함으로써 체온을 낮추어 준다.

몸의 기능을 정상적으로 유지하려면 7대 필수영양소(당질·단백질·지방질·효소·섬유질·미네랄·비타민) 외에도 아미노산·지방산·산소·수소·탄소·질소·기타 보조인자 등 50여종의 영양소가 매일 우리 몸에 필요하다. 일반적으로 산소·수소·탄소·질소는 식품과 공기 중에 존재하므로 섭취하는데 큰 문제가 없지만, 나머지 영양소는 식품을 통해서 균형 있는 섭취를 해야 건강이 유지된다.

그런데도 과거 먹거리가 부족했던 시절에는 3대영양소(당질·단백질·지방질)섭취에만 주로 신경을 썼었는데, 식탁이 풍요로운 지금에 와서도 오랜 관행 탓으로 3대영양소 위주의 식탁을 벗어나지 못하다보니 지금은 3대영양소의 과잉섭취와 미량영양소의 부족섭취로 영양불균형으로 인한 대사성 만성질환이 급증하게 되었다.

특히 근래에 들어 당뇨인구가 급속히 늘어나고 있는데 대해 세계적으로 많은 학자들이 실험과 연구를 거듭한 결과, 췌장의 기능과 인슐린 저항성의 기능을 개선시켜 당뇨를 치료할 수 있는 물질은 바로 미량영양소(효소 · 섬유질 · 미네랄 · 비타민)라는 결론을 얻게 되었다.

자동차에 비유한다면 3대영양소는 연료(휘발유)에 해당되며, 미량영양소는 윤활유에 해당된다고 볼 수 있는데, 이것으로 봐도 미량영양소의 중요성을 알 수가 있다.

'무엇을 먹으면 건강에 좋을까?' 하고 아직까지도 3대영양소 위주로만 먹거리를 찾고 있는 사람들이 많은데 이제 그런 시대는 지났다. 이제는 입이 원하는 맛있는 음식만 찾을 것이 아니라 몸이 원하는 식품을 먹어야 한다. 몸이 원하는 음식들은 가공하지 않은 식품들이기 때문에 식품고유의 맛만 있을 뿐 특별한 맛이 있는 것은 아니고 더러는 맛이 없는 것도 많다.

입덧도 알고 보면 '지금 내 몸 안에서는 귀중한 생명이 잉태되어 자라고 있으니 쓸데없는 것(기름진 육류나 가공식품류)은 넣지 말고 맛은 없더라도 필요한 것(주로 신맛 나는 과일과 채소류)을 넣어라.' 는 몸의 신호이다.

또, 한 가지 음식을 장기간 오래 먹으면 질리게 되는 것도 '그 음식에 들어 있는 특정 영양소가 지금은 너무 많이 들어와 있으니 당분간은 그 음식을 넣지 말라.' 는 몸의 신호이다.

서구식 음식문화에서 비롯된 지금의 풍요로운 식탁은 달고 기름진 음식이 대부분이다. 이로 인해 3대영양소는 과잉섭취로 비만 인구가 날로 증가하고 있고, 미량영양소는 부족섭취로 영양불균형을 초래하여 각종 대사성 난치병이 만연하고 있다.

영양의 균형을 유지하려면 3대영양소를 줄이고 미량영양소를 늘려야 하는데 미량영양소는 곡식의 껍질과 씨눈 속에 많이 들어 있다. 이 껍질과 씨눈을 모두 깎아내 버린 정백식품이 범람하고부터는 미량영양소가 절대적으로 결핍되는 영양불균형의 결과를 초래했고 이로 인한 식원병이 급증하게 된 것이다. 미량영양소를 많이 섭취하기 위해서는 어떤 식품이든 껍질째 · 씨째 · 뿌리째 · 열매째 · 뼈째 먹는 것이 좋다.

또한 음식은 제때, 골고루, 알맞게 먹되 정백식품과 인스턴트식품, 육류지방의 섭취를 줄이고, 씨눈 달린 곡식류 · 채소류 · 버섯류 · 해조류를 주로 섭취해야 하며, 잡곡밥은 잘게 씹지 않고 그대로 삼키면 소화가 잘 안 되므로 음식을 씹을 때는 적어도 80~100번 정도는 씹어야 효소의 낭비를 줄일 수 있고 소화도 잘 된다.

또 과식을 유발하는 뷔페음식보다는 되도록 한식을 이용하는 것이 좋고, 국물은 적게 먹고 건더기 또는 마른반찬 위주로 먹는 것이 좋다.

고기에 붙은 지방은 모두 제거하고 조리를 할 것이며(특히 닭고기의 껍질), 조리 후에는 식혀서 굳은 기름은 걷어내고 먹는 것도 잊지 말아야 한다. 채소는 되도록 생으로 섭취하고 조리용으로 쓰는 식용유는 올리브유나 포도씨유를 사용하는 것이 좋다.

살이 찐다는 것은 영양 과잉섭취로 초과 섭취된 영양이 지방으로 축적되기 때문이며, 체중이 빠진다는 것은 영양이 부족하여 체내에 저장된 지방과 단백질을 꺼내어 에너지로 사용하기 때문이다.

그러므로 야윈 사람은 충분한 영양섭취로 정상체중을 유지해야 한다. 섭취한 영양소가 세포내로 흡수되지 못하여 영양부족이나 영양불균형으로 당뇨가 왔을 수도 있는데 음식마저 적게 먹으면 안 된다.

그러나 한꺼번에 많이 먹으면 혈당수치가 급상승하게 되므로 조금씩 여러 번 나누어 먹는 것이 좋다. 반대로 비만인 사람은 영양과잉이나 영양불균형이 원인일 수 있으므로 당질이나 육류지방의 과잉섭취를 제한하여 체중을 줄여야 한다.

대부분의 대사성 만성질환은 체액의 산성화로 발병하는데, 특히 당뇨가 있으면 단백질과 지방대사에 시간이 많이 걸리기 때문에 몸이 산성으로 기울어지기 쉬우므로 알칼리성 식품을 즐겨 섭취하여 피를 맑게 해야 한다. 알칼리성 식품으로서 효소·섬유질·미네랄·비타민이 많이 함유된 식품으로는 씨눈 달린 곡식류·채소류·해조류·버섯류·과일류가 있으며 알칼리성 음용수로는 하이드로워터가 있다.

2) 식이요법의 효과를 상승시키는 식이요법 보조제

자연식품을 그대로 먹는 것이 가장 좋은 방법이지만, 여러 가지 영양소를 골고루 균형 있게 섭취하기란 바쁘게 살아가는 현대인들에게는 결코 쉬운 일이 아니다. 설령 자연식품을 먹는다 하더라도 지금 유통되고 있는 식품들을 보면 환경오염과 화학비료에 의한 촉성재배로 영양소는 점점 떨어지고 있다.

이런 가운데 대부분의 수입농수산물은 과다한 방부제와 살충제 처리로 오염되어 있으며, 식품의 정제과정과 조리과정에서도 중요한 미량영양소가 대부분 파괴 유실되어 있다.

이처럼 오염되고 미량영양소가 떨어진 식품으로 혈당관리가 잘 안 될 때에는, 미량영양소를 농축하여 간편하게 섭취할 수 있도록 만든 식이요법 보조제(미량영양소 기능식품)로 보충해 주면 식이요법의 효과를 증대시킬 수 있다.

식이요법 보조제를 구입할 때는 화학약품이나 무기미네랄로 만든 합성제품은 피하고, 식물에서 추출한 천연원료로 만든 제품을 구입하는 것이 좋다.

합성제품은 값은 싸지만 체내 흡수율이 20~30%로 낮고 화학약품에 의한 또 다른 부작용이 우려되어 좋지 않다. 천연제품은 값은 조금 비싸지만 흡수율이 70~80%로 높고 부작용이 없어 안전한다.

그런데 당뇨에 좋다는 수많은 식이요법 보조제들은 대부분 수치만 내리게 할 뿐 당뇨를 근본적으로 해결해 주는 제품은 그리 흔하지 않다. 단순히 수치만 내리게 하는 수치조절용 제품인가, 아니면 당뇨개선에 도움을 주는 제품인가를 잘 구별해야 한다. 제품을 섭취했을 때는 금방 수치가 떨어지고 제품섭취를 중단하면 바로 수치가 올라가는 제품은 수치만 내리는 수치조절용 제품이다.

이런 제품은 강제로 수치를 내리게 하는 원료를 사용하였기 때문에 단기간에 수치는 잘 내려오지만, 아무리 오래 섭취해도 먹을 때만 수치가 내려올 뿐 섭취를 중단하면 언제든지 다시 또 올라간다. 반대로 제품 섭취를 했을 때 효과가 서서히 나타나거나 섭취를 중단했을 때도 수치가 바로 올라가지 않고 오랫동안 현재의 수치가 유지되는 제품은 당뇨개선에 도움을 줄 수 있는 제품이라고 보면 된다.

그런데 대부분의 사람들은 마음이 급해서 효과가 빨리 나타나기를 원하고 그래야 좋은 제품인 줄 아는데 그렇지 않다. 효과가 너무 빨리 나타나는 것은 일시적으로 수치만 내리게 하는 병원약이나 다를 바가 없다. 당뇨가 오랜 세월에 걸쳐서 서서히 진행되어 왔듯이 식이요법 보조제의 효과도 서서히 나타나는 것이 좋은 제품이다.

① Bio-Z : 혈당개선에 도움을 주는 신 합성물질

Bio-Z(실제 상품명이 아님)는 동물의 전립선에서 추출한 아연과 크롬・레시틴・이노시톨・달맞이꽃종자유 등과 함께 사이클로 히스프로(Cyclo-his-pro) 효소를 결합하여 킬레이트화 시킨 기능성식품으로, 식이요법의 효과를 상승시켜 당뇨개선에 도움을 주는 미량영양소 보충제이다.

파괴된 췌장의 β세포 재생에는 아연이 크게 관여하고 있으며, 인슐린 저항성 개선을 위한 인슐린 수용체의 활성에는 크롬이 필수적이라는 사실을 밝혀냈음에도 불구하고, 지금까지 당뇨개선에 도움을 주는 신물질이 발견되지 않았다.

이유는 당뇨가 있으면 아연·크롬의 흡수 메커니즘이 손상되어 인체 내 필요한 양만큼이 흡수되지 못하거나, 일부 흡수가 되더라도 체내에 머무르는 시간이 5~6시간으로 짧아 아연·크롬의 부족 상태를 유발하기 때문인데, Bio-Z는 일반 아연보다 3~4배의 높은 흡수율과 체내에 12시간 이상 장시간 머무를 수 있게 개발되어, 인체의 신진대사에 없어서는 안 될 중요한 미네랄인 아연·크롬 보충제로, 면역력을 높이고 혈당상승억제에 도움을 줄 수 있다.

② Bio-100 : 당뇨개선에 도움을 주는 미량영양소 보충제

Bio-100(실제 상품명이 아님)은 각종 곡식류·채소류·버섯류·해조류·산야초류·약초류 등 수 십종의 천연자연재료를 추출 혼합한 제품으로, 당뇨에 부족 되기 쉬운 미량영양소 즉, 아연·크롬·칼슘·칼륨·셀레늄·게르마늄 등의 미네랄과 비타민B군·비타민C·비타민D·비타민E 등의 각종 비타민, 그리고 효소와 섬유질이 골고루 농축되어 있어, 식이요법의 효과를 상승시켜 당뇨개선에 도움을 주는 미량영양소 보충제이다.

Bio-100은 면역력 강화·간기능 향상·장기능 개선의 3단계 솔루션으로 혈액을 맑고 청결하게 해주어, 혈액순환기능 향상·혈중 콜레스테롤 개선·세포 및 대사기능 향상·에너지레벨 상승·정상체중유지·체내 효소량 증가·체액 산성화 방지·혈중산소농도 증가 등의 효과가 있다.

또한 췌장에서는 인슐린을 정상적으로 분비할 수 있도록 췌장을 재생시키는데 도움을 주고, 세포에서는 인슐린 수용체의 기능을 활성화시켜 인슐린 저항성을 개선시키는데 도움을 주어 혈당상승억제에 도움을 줄 수 있다.

③ 맥주효모 : 비타민B군과 섬유질·미네랄의 보고

보리와 호프라는 약용식물을 혼합하여 물로 끓인 후 여과시켜 잔류물을 버리고 그 액에다 효모의 종자 균을 넣어 번식시킨 다음 다시 여과시키면 액체는 맥주가 되고, 그 잔류물을 건조시킨 것이 맥주효모이다.

비타민B군(B_1·B_2·B_3·B_5·B_6·B_9·B_{15})의 발견 모두가 맥주효모에서 이루어졌으며 그 외에 10가지의 천연아미노산 및 8가지의 필수아미노산의 영양물질과, 당뇨 등 성인병 치료촉진제인 아연·크롬·셀레늄·게르마늄·칼륨·마그네슘·칼슘·나트륨·망간·구리 등의 미량원소를 위시하여 '글루칸(Glucan)'과 '만난(Mannan)'이라는 식품섬유질이 골고루 들어 있어 꿈의 식품으로 각광을 받고 있다. 맥주효모 속에 들어 있는 성분들의 약리 작용만을 생각한다면 가히 만병통치약이라는 말이 나올 법도 하다.

셀레늄과 게르마늄의 항암 작용이 인정되고 있으며, 아연과 크롬이 당뇨치료에 절대적이라는 학문적 뒷받침도 있고, 글루칸과 만난이라는 다당체가 항암 및 변비문제를 해결할 수 있으며, 칼륨의 함량이 높아 고혈압 치료에도 효과가 있으며, 필수아미노산의 함량비율이 우수하다는 점을 고려할 때 완벽한 종합영양제임이 틀림없다.

글루칸과 만난이라는 다당체 성분은 바로 피를 정상화시켜 T임파구 · B임파구 · 면역기능력을 높여주는 영양물질이다. 면역기능이 왕성할 때는 체내에 진입한 간염바이러스는 이들 면역세포들에 의해서 사멸되며 암세포 역시 파괴될 수 있다.

④ 구연산 : 불로장수의 신약(神藥)

구연산은 무색투명의 결정 또는 백색의 결정성 분말로서, 강한 신맛이 있는 유기산이지만 섭취하면 즉시 알칼리로 전환되는 알칼리성 식품이다. 화학기호는 $C_6H_8O_7$로 매실이나 오렌지 · 레몬 · 감귤 · 사과 · 모과 · 체리 · 키위 · 파인애플 · 딸기 등에 많이 함유되어 있으며, 특히 덜 익은 감귤에 많이 들어 있다.

부신피질 호르몬의 분비를 왕성하게 하고 나쁜 피를 맑게 정화시켜 주며, 과산화지질을 억제하고 세포의 신진대사를 활발하게 하며, 산과 알칼리의 균형을 이루어 항체능력이 향상된 약알칼리성 혈액을 유지한다.

식초와 구연산의 차이점으로 신맛이 강하고 부패를 막아 주는 역할을 하는 것은 같지만 구연산은 결정체나 분말 등 고체이며 냄새가 없고 휘발되지 않으나, 식초는 액상이고 냄새가 강하며 휘발성이 강하다.

구연산은 면역기구의 핵심인 대식세포 활성화 · 체질개선 · 체질강화 · 해독 작용 · 진정 작용 · 간기능 촉진 작용 · 혈액의 산성화 방지 · 타액분비 촉진 · 위액분비 촉진 · 부패방지 등의 작용으로 피로회복 · 정력증강 · 노화방지 · 고혈압 · 당뇨 · 심장질환 · 뇌졸중 · 동맥경화 · 간경화 · 간염 · 신장염 · 결석 · 전립선 · 골다공증 · 피부미용 등에 좋다. 그러나 위궤양이나 위산과다 질환이 있는 사람은 구연산의 과다복용을 주의해야 한다.

⑤ 안데스소금 : 체내독소를 제거하고 면역력을 높이는 청혈제

소금의 진짜이름은 염화나트륨(NaCl)으로 자연이 준 최상의 청혈제이다. 염화나트륨은 염화이온 60%와 나트륨이온 40%로 이루어져 있으며, 몸을 따뜻하게 하여 신진대사를 도와 적혈구를 활성화시키고, 면역력을 강화시켜 각종 질병을 예방해 준다.

그런데도 현대의학에서는 무조건 소금을 적게 먹으라고 하는데, 이 말은 숲은 못보고 나무만 보고 하는 말이다. 부분만 보고 말한다면 맞는 말이지만, 전체에서 보면 틀린 말이다. "나쁜 소금은 적게 먹는게 좋지만, 좋은 소금은 적정량을 섭취하여 0.9%의 체액을 유지해야 면역력이 강해진다."라고 해야 맞는 말이다.

사람은 태어나기 전부터 엄마의 자궁 속에서 10개월 동안 0.9%의 소금물(양수)속에서 살았고, 몸이 아플 때 병원에서 혈관주사로 놓아주는 링거도 0.9%의 소금물이다. 우리 몸의 염도가 0.6% 이하로 떨어지면 체력의 저하를 초래하고 0.2% 이하가 되면 사망에 이

를 수 있다는 발표도 있다. 따라서 성인이 된 후에도 0.9%의 염도를 계속 유지하는 것이 최상의 건강관리법이다.

　우리 몸의 70%가 물로 되어 있다고 보면, 60kg의 몸무게를 가지고 있는 사람은 60kg×70%=42kg의 체액을 늘 유지하고 있다. 이 중 양수와 같은 0.9%의 염분을 유지하려면 42kg×0.9%=378g의 염분이 항상 몸속에 있어야한다는 것이다.

　42kg의 물과 378g의 염분을 매일 유지하려면 42kg÷30일=1.4kg(1.4L)의 물과 378g÷30일=12.6g의 소금을 매일 섭취해야 한다는 것인데, 당뇨가 있는 사람이라면 이보다 더 많은 양의 소금이 필요하다.

　나쁜 소금은 소금 속에 포함된 각종 중금속과 유해물질이 우리 몸을 오염시켜 혈액순환을 방해하지만, 좋은 소금은 중금속과 유해물질이 없는 순수한 염화나트륨만 들어 있는 깨끗한 소금으로서, 당분을 중화시켜 혈액을 정화시키고 해독·소염·살균·신진대사 촉진 등 체질개선에 도움을 준다. 또한 체내에 있는 다른 불순물들을 흡착해 체외로 배출시키고 단백질이 소변으로 배출되는 것을 막아주며, 인체의 산화가 방지되어 면역력과 자연치유력이 높아진다.

　염분이 많은 동물일수록 오래 산다는데, 이 중 사람이 가장 오래 사는 것도 여기에 이유가 있는 것 같다. 인체의 장기를 보면 간장·신장·십이지장은 염분으로 구성되어 있다고 해도 과언이 아니며, 심장을 다른 말로 염통(鹽桶)이라고도 하는데 염통은 '소금통'이라는 말이다.

위액의 염산과 췌장액, 담즙에도 염분이 많이 함유되어 있으며, 염분이 많은 장기는 암이 생기지 않는 반면, 염분이 적은 폐·대장·위장·자궁·유방 등의 장기에는 암이 자주 발생한다.

천일염의 성분을 분석해 보면 염화나트륨 55%, 간수 30%, 황산가스 10%, 무기질 5%로 구성되어 있다고 한다. 이 중 황산(H_2SO_4)은 산소와 결합하면 이산화황(SO_2)이 되어 뇌졸중·고혈압 등 혈관질환에 나쁜 영향을 미칠 수 있다고 한다.

또 두부를 만들 때 쓰는 간수는 염화마그네슘·황산마그네슘·브롬화마그네슘으로 구성된 일종의 유해물질로서 단백질과 혈액을 응고시켜 혈액순환을 저해하고 장기를 굳게 만든다고 한다. 또 무기질 속에는 우리 몸을 크게 해치는 무기중금속 즉, 납·카드뮴·수은·비소도 포함되어 있다.

그래서 이런 유해물질이 들어 있는 천일염으로 만든 짠 음식을 많이 먹었을 때 갈증이 나는 것은 "지금 내 몸에 해로운 물질들이 들어와 있으니 물을 많이 마셔 이것들을 빨리 몸 밖으로 배출시키라."는 몸의 신호이다. 그러나 좋은 소금은 이런 유해물질이 없기 때문에 아무리 짜게 먹어도 갈증이 나지 않는다.

그 외 밀크씨슬·달맞이꽃종자유·프로폴리스·스피룰리나·여주·아연·크롬·셀레늄·오메가3·비타민B군·비타민C 등도 식이요법 보조제로 좋다.

3) 당뇨에 이로운 자연식품

곡식류	현미·흑미·좁쌀·콩·팥·보리·율무·수수·옥수수·참깨·들깨 등
채소류	마늘·양파·생강·부추·파·우엉·연근·당근·무·감자·더덕·도라지·콜라비·비트·브로콜리·케일·신선초·컴프리·알팔파·미나리·시금치·양배추·배추·상추·깻잎·쑥갓·치커리·청경채·오이·가지·고추·파프리카·피망·호박·토마토·달래·쑥·고들빼기·씀바귀·냉이·취나물·두릅·느릅·죽순 등
버섯류	송이버섯·표고버섯·느타리버섯·팽이버섯·양송이버섯·새송이버섯·능이버섯·석이버섯·목이버섯·뽕나무버섯·싸리버섯·운지버섯·말굽버섯·영지버섯·상황버섯·차가버섯 등
해조 어패류	김·파래·다시마·미역·매생이·톳·함초·바지락·재첩·꼬막·다슬기·멸치·황태 등
발효 식품류	된장·청국장·고추장·간장·김치류·젓갈류·장아찌류·식초·요구르트·치즈·피클 등
과일류	키위·무화과·바나나·블루베리·귤·매실·포도·파인애플·감·복숭아·자두·사과·배·머루·다래·산딸기 등
간식류	잣·호두·은행·호박씨·해바라기씨·아몬드·볶은 들깨·말린 무화과·생 무화과·양배추·당근·콜라비·비트·무·오이·토마토·다시마·김·미역·굴·말린 청국장·감잎차·여주차·보이차·루이보스차·키위·바나나·블루베리·귤·매실·포도·파인애플·감·복숭아·자두·사과·배 등
기타	여주·아마란스·아로니아·동충하초·누에가루·꾸지뽕·오디·솔방울·솔잎·곤약·돼지감자·겨우살이·쇠비름·질경이·민들레·엉겅퀴·비수리·담쟁이넝쿨·산수유·오미자·구기자·칡뿌리·칡순·천마·산마·새싹보리순·맥주효모·스피룰리나·클로렐라 등

한 가지 식품으로 당뇨를 고치는 특효식품은 아직까지 이 세상에 없다. 반대로 당뇨에 절대로 먹지 말라는 식품도 없다. 그러나 좋지 않은 식품은 자주 먹지 않는 것이 좋으며, 좋은 식품은 자주 먹되

식품마다 함유된 영양소가 각각 다르기 때문에 여러 가지 식품을 골고루 먹는 것이 더 좋다.

그 중에서도 말리고 저장한 식품보다 제철에 나오는 싱싱한 식품을 먹는 것이 좋으며, 우리의 전통식품인 된장·고추장·간장·김치는 좋은 발효식품이다.

특히 정월 대보름날 먹는 우리의 전통음식인 오곡밥과 나물반찬은 당뇨에 최고의 식단이며, 이밖에도 쌈밥·비빔밥·된장찌개·청국장·콩나물·우거지·시래기 등도 좋은 음식과 식품들이다. 몸에 좋은 식품이라고 누구에게나 다 좋은 것은 아니다. 콩팥 기능이 안 좋은 사람은 콩 음식의 과다섭취는 해로우며, 간 기능이 나쁜 사람은 녹즙의 과다섭취를 조심해야 한다.

체질에 따라서도 좋은 식품과 좋지 않은 식품이 다를 수 있다. 체질에 따라 현미가 좋을 수도 있고 보리가 더 좋을 수도 있으며, 양파가 좋을 수도 있고 마늘이 더 좋을 수도 있다. 자기체질에 맞는 식품이 어떤 것인지에 대해서는 [자기체질에 맞는 식품찾기]를 통해 스스로 찾아야 한다.

과일에는 당분이 많이 들어 있어 꺼리는 사람들이 없지 않으나 과일에 들어 있는 과당은 소화·흡수가 빨라 인슐린을 많이 소모시키지 않으므로 크게 신경 쓰지 않아도 된다.

과일 속 당분의 폐해보다 과일 속에 들어 있는 효소·섬유질·미네랄·비타민이 시너지효과로 작용하여 미량영양소가 부족한 당뇨인들에게 과일은 좋은 먹거리이다.

미국의 대사학(代謝學)계의 석학인 마스크 박사도 〈과일 속의 과당은 인슐린의 도움 없이도 세포 내로 흡수된다〉는 연구논문을 발표하고 당뇨에는 어떤 과일이든지 자주 먹으라고 권하고 있다. 그러나 그 말마저도 불안하다면 한꺼번에 많이 먹지 말고 조금씩 여러 번 나누어서 먹으면 된다.

4) 당뇨에 이롭지 않은 가공식품

당뇨에 절대로 먹지 말라는 음식은 없지만, 오백식품(흰쌀·흰밀가루·흰설탕·흰소금·흰조미료)이나 인스턴트식품(빵·라면·떡·사이다·콜라·술·과자 등 모든 가공식품)·육류지방 식품·껍질과 씨눈을 깎아낸 정백식품·찬 음식은 과다섭취를 피하는 것이 좋다.

또 튀긴 음식류(도넛·돈가스·통닭 등)에는 과산화 지질이 많이 들어 있어 해로우므로 많이 먹지 않는 것이 좋으며, 라면·국수·어묵·떡 등 가루음식도 혈당을 많이 높이므로 자주 먹지 않는 것이 좋다. 가루음식은 분쇄과정에서 식품 안에 들어 있는 영양소와 섬유질이 모두 분쇄·파괴되었기 때문에 혈당을 급격히 올린다.

소고기·돼지고기·닭고기 등 육류식품에 포함된 포화성 지방은 각종 성인병의 원인이 되므로 되도록 적게 먹고 생선류도 적당히 섭취하는 것이 좋다. 꼭 먹고 싶을 때는 지방을 떼어내고 살코기만 먹되 굽거나 볶아서 먹는 것보다 찌거나 삶아서 먹는 것이 좋으며 가장 나쁜 것은 기름에 튀겨서 먹는 것이다.

그러나 육류식품 중에서도 오리고기는 불포화성 지방이라 다른 육류고기에 비해서는 권장되는 편이다. 특히 유황을 먹여서 키운 유황오리는 어혈을 풀어주고 기를 돋우어준다고 하여 한방에서는 생혈보기(生血補氣)식품으로 애용되고 있다. 그리고 민물고기는 민물의 오염으로 중금속 및 다이옥신 함량이 바다생선보다 훨씬 높으므로 섭취할 때 주의를 요한다.

육류식품 중에서 사골(소의 다리뼈)과 우유·계란에 대해서는 의견이 분분하다. 자연에서 방목한 소와 닭에서 나온 우유와 계란은 영양이 완벽한 아주 좋은 영양식품이지만, 축사에 가두어 혼합사료로 키운 소와 닭에서 나온 우유와 계란에는 가축사료에 혼합된 성장촉진호르몬제·방부제·항생제 등 각종 화학첨가물로 오염되어 있어 좋은 식품이 아니라는 것이다.

자연주의를 주창하는 많은 학자들은 이런 화학첨가물들이 특히 우유·계란·사골에 많이 축적되기 때문에 축사에서 혼합사료로 키운 가축에서 나온 우유·계란·사골의 섭취는 권장하지 않고 있다. 당뇨에 해로운 식품 중에서 '트랜스지방산'을 빼놓을 수가 없는데, 지방산에는 동물성 기름인 포화지방산과 식물성 기름인 불포화지방산이 있다. 그동안 포화지방산은 혈관질환의 주요 원인이 되는 반면 불포화지방산은 혈관 건강에 유익한 것으로 알려져 왔다.

그러나 연구결과 불포화지방산에도 포화지방산 못지않게 혈관 건강에 나쁜 영향을 미치는 지방산이 있는 것으로 밝혀졌는데 이 지방산이 바로 트랜스지방산이다.

트랜스지방산은 액체 상태의 식물성 기름을 마가린·쇼트닝 같은 유지나 마요네즈·소스 같은 양념 등 고체·반고체 상태로 가공할 때 산패를 억제할 목적으로 수소를 첨가하는 과정에서 수소와 결합해 생성되는 지방산을 일컫는 것이다.

산패는 유지를 공기 속에 오래 방치했을 때 산성이 되어 불쾌한 냄새가 나고 맛이 나빠지거나 빛깔이 변하는 현상을 말한다. 트랜스지방산을 많이 섭취할 경우 포화지방산과 마찬가지로 체중을 늘게 하고 해로운 콜레스테롤이 많아져 각종 난치병을 유발시킨다.

트랜스지방이 많이 들어 있는 식품은 피자·도넛·케이크·쿠키·팝콘 등이다. 가정에서 음식을 조리할 때 튀긴 기름을 다시 튀기거나 같은 기름을 여러 번 가열하면 트랜스지방이 더 많이 만들어지므로 튀긴 기름은 다시 사용하지 말고 일단 개봉한 기름은 냉장 보관하는 것이 좋다.

5) 식단은 내 체질에 맞는 식품으로 짜자

식단에는 영양을 일일이 계산해서 식단을 짜 음식을 만들어 먹는 '계산형 식단'과 내 체질에 해로운 식품은 피하고 내 체질에 이로운 식품들 중에서 번갈아 가며 여러 가지 식품을 골고루 알맞게 섭취하는 '자율형 식단'이 있다.

계산형 식단은 영양학적으로는 합리적일지 모르나, 식품의 무게를 저울로 달아서 칼로리를 계산해야 하는 등 마치 실험실에서 키우고 있는 실험용 동물에게 적용하는 것처럼 교과서적인 복잡한 식단을 짜기란 쉬운 일이 아니다. 식단을 준비하는 사람도 힘들지만, 당사자 역시 감질나고 질려서 스트레스를 받아 오래 실천하기가 어렵다. 그래서 계산형 식단은 지속적으로 유지하지 못하고 대부분 중도에서 포기하고 말기 때문에 여기서는 언급을 생략한다.

계산형 식단을 지나치게 강요하면 오히려 스트레스를 받아 당뇨가 악화될 수 있으므로, 복잡하지 않고 자연스럽고 쉽게 할 수 있어 오래 지속할 수 있는 자율형 식단을 권한다.

자율형 식단을 만들 때 자기에게 맞는 식품이 어떤 것인지에 대해서는 [자기체질에 맞는 식품찾기]을 통해 알아보고, 혈당의 수치를 많이 올리는 식품은 되도록 배제하고, 수치를 많이 올리지 않는 식품을 위주로 식단을 짜야한다.

우리나라는 반찬의 가짓수가 많고 국물반찬이 많다. 반찬의 가짓수는 3~4가지로 간단히 차리고, 조리하지 않은 해조류나 생채소류를 반찬삼아 먹는 것이 좋다. 또 건더기 음식과 국물 음식은 되도록 함께 먹지 않는 것이 좋으나 부득이 같이 먹어야 할 때는 국물은 적게 먹는 것이 좋다. 특히 국물에 밥을 말아 먹거나 식사 중에 물을 마시는 것은 좋지 않은 습관이다.

물을 마시는 시간은 식후 30~60분 이후부터 다음 식사하기 30~60분 이전까지만 마시는 것이 좋다. 양념으로는 화학조미료를 일체 쓰지 말고 멸치가루 · 다시마가루 · 들깨가루 · 참깨가루 · 표고버섯가루 등을 사용하는 것이 좋다.

3. 청혈요법(淸血療法)

1) 인체의 건강은 좋은 물이 좌우한다

청혈요법은 피를 깨끗하게 하는 요법으로서, 우리가 생명을 유지하고 건강을 지키기 위해서는 신진대사가 원활히 이루어져야 하는데, 그러려면 우리 몸의 혈액·점액·담즙·수액 등 각종 체액이 맑고 깨끗해야 한다.

그러기 위해서는 좋은 물을 마시는 것이 최선의 방법이다. 우리 인체의 70%를 차지하고 있는 것이 물이라고 하는데, 이 물이 차지하는 비중이 얼마나 중요한가를 인간이 태어나서 죽을 때까지의 성장과정을 통해 몸속의 물이 줄어드는 과정을 살펴보면 쉽게 알 수가 있다.

우리가 태어나기 전 엄마 뱃속에서의 수정기에는 99%, 태아기에는 90%, 태어나서 유아기에는 80%, 차츰 성장하여 어린이가 되면 75%, 성인이 되면 70%, 노인이 되면 60%, 이렇게 점차 줄어들어 50% 이하가 되면 생명을 잃는다고 한다.

고대 철학자 탈레스도 "물은 만물의 근원이며 만물은 물에서 생겨나고 물로 돌아간다."고 했고, 세계보건기구는 "현재 지구상에서 발생하는 질병의 80%는 물에 의한 것으로, 물만 잘 마셔도 질병을 예방할 수 있다."라고 발표한 것만 보더라도 물이 인간의 생명과 건강에 깊이 관여하고 있다는 것을 알 수가 있다.

세계에서 100세 이상의 장수 노인이 많기로 유명한 네팔 북쪽의 훈자, 구소련 코카서스의 아브하지야 지역 등 장수노인에 대한 연구결과 공통점으로서 좋은 물과 고산지대의 깨끗한 공기를 마신 것과 발효된 효소식품을 자주 섭취한 것이 장수의 비결로 밝혀졌다.

수분이 부족하면 세포의 신진대사가 원활하지 못하여 몸속에 노폐물과 독소가 쌓이게 되므로 각종 질병과 노화현상의 원인이 된다. 소변이 적고 노란색일 때에는 몸에 물이 필요하다는 경고이므로 항상 물을 충분히 마셔 체내의 유해독소를 걸러 주어야 한다.

2) 물을 바꾸면 체질이 바뀐다

영양공급이 덧셈이라면 좋은 물을 마시는 것은 뺄셈이라고 할 수 있다. 음료수는 첨가제가 들어 있어 좋은 물이 아니다. 좋은 물은 가공하지 않은 물로서 몸이 스스로 건강해지려고 하는 능력을 지니고 있는 물을 말하는 것이다.

좋은 물은 영양소의 소화·흡수·순환·배설 기능을 도와 세포의 구석구석에 영양소와 산소를 운반·공급하고 혈액을 청정하게 하여 혈액순환을 원활하게 하고 체내에 축적된 독소·유해물질·노폐물을 희석·용해시켜 몸 밖으로 배출시킨다.

근육과 관절을 부드럽게 하고 신진대사를 촉진하여 각종 만성질환을 예방하며 외부의 충격을 흡수하여 몸을 보호하고 체온을 조절한다. 피부가 오그라들지 않게 유지하고 장기들이 서로 달라붙지 않게 하며 배변을 좋게 하고 림프액을 활성화시킨다.

과음 후 두통이 오는 것은 수분부족이 원인이며, 운동 후 물을 많이 마시면 피로가 빨리 풀리는 것도 물의 작용이다. 그런데 물의 공급에 있어서 양적인 공급만 신경 쓸 것이 아니라 몸속의 화학물질과 독소를 제거할 수 있는 건강을 살리는 좋은 물을 공급하는 일이 더 중요하다.

체질을 바꾸기 위해서는 인체의 70%를 차지하고 있는 물(체액)을 바꾸는 것이 가장 효과적인 방법이라고 할 수가 있겠는데, 이 체액을 완전히 바꾸는 데는 약 90~100일이 소요된다고 한다.

그리고 물을 마실 때 한 번에 흡수되는 물의 양은 불과 50cc(소주잔 한잔 정도) 밖에 되지 못하고, 나머지는 소화기관과 신장을 거쳐 바로 소변으로 배출되어 버리는데 이것을 '장순환(腸循環)'이라고 한다. 한 모금씩 조금씩 마시는 물은 전량 흡수되어 몸 전체를 돈다고 하여 '체순환(體循環)'이라고 하는데, 이렇게 마신 물이라야 몸 전체를 돌아 노폐물을 제거할 수가 있다.

건강한 성인일 경우 하루에 1.5L 이상의 물을 마시는 것이 좋으며 질병이 있는 성인일 경우라면 하루에 2L 이상의 물을 마실 것을 권하고 있지만, 한꺼번에 벌컥벌컥 급하게 마시는 물이라면 많은 양을 마시더라도 체순환을 하지 못하고 장순환만 하기 때문에 물을 마신 효과가 미미하므로 천천히 한 모금씩 자주 마시는 것이 좋다.

① 좋은 물의 조건

- 활성수소가 풍부하여 활성산소를 제거하는 환원능력이 높아야 한다.

- pH가 7.5~9.8로 약알칼리성이며, ORP가 낮아야 한다. (-250mV ~ -400mV)

- 물 분자가 작고 구조가 치밀한 6각수 물이라야 세포 내 흡수가 잘 된다.

- 염소·녹·중금속·세균·대장균 등의 화학물질, 유해물질이 없어야 한다.

- 몸에 유익한 미네랄이 균형 있게 포함되어 있어 물맛이 좋아야 한다.

- 산소·이산화탄소가 적당히 녹아 있어야 한다.

- 물의 경도가 너무 높거나 너무 낮지 않아야 한다.

② 물 분자의 크기

물의 종류	물 분자 크기	물의 종류	물 분자 크기
하이드로워터	54 hz	심층 지하수	100 hz
수박	75 hz	우물물	110 hz
장수촌 물	80 hz	정수기물·수돗물	120 hz

3) 활성산소와 하이드로워터란 무엇인가

활성산소는 체내 대사과정에서 생성되는 산소화합물로서 우리가 호흡하고 있는 공기 중의 일반 산소와는 다르다. 활성산소란 언뜻 보기에 활성이 강하여 우리 몸에 좋을 것으로 생각되지만, 일반산소에 비해 10,000배나 강한 산화력으로 세포막을 산화시키고 유전자를 손상시켜 오늘날 만성병의 90%가 활성산소 때문이라고 밝혀졌다. 그러나 활성산소가 무조건 다 나쁜 것은 아니다. 외부로부터 이물질이 체내에 들어오면 인체에는 이물질을 배제하는 면역기능 시스템이 발동하며 이때 활성산소를 무기로 사용한다. 세균·곰팡이·바이러스 등이 몸 안에 들어오면 즉시 백혈구가 모여들어 침입균을 공격하고자 활성산소를 출동시켜 강한 살균 작용으로 이것을 녹여서 신체를 보호하는 필수불가결한 것이다.

그래서 활성산소는 너무 많아도 안 되고 너무 적어도 안 된다. 활성산소가 필요 이상으로 많으면 세균이나 바이러스뿐만 아니라 자기 생체의 세포까지도 공격하여 손상을 입히게 되고, 너무 적으면 면역력이 저하되어 질병에 잘 걸리게 되므로 적당한 양은 필요하다. 현재를 살아가는 사람들의 인체에는 흉기와 같이 무서운 활성산소가 과다한 양으로 쌓여 있는 것이 문제이다.

'하이드로워터'는 물 분자가 작고 구조가 치밀한 6각수이기 때문에 체내에 빠르게 흡수되어 피를 맑게 하고, 각종 노폐물을 몸 밖으로 배출시켜 산성화된 체액을 알칼리성으로 되돌려 체질을 개선시켜 준다.

또한 물속에 풍부하게 포함되어 있는 활성수소(H)가 몸속에 과도하게 쌓여있는 활성산소(O)와 결합하여 물(H_2O)로 변화되어 소변으로 배출되므로 만병의 근원인 활성산소를 제거하여 우리의 건강을 지켜주는 생명을 살리는 물이다.

　① 활성산소의 발생원인

- 섭취한 음식물이 소화 흡수될 때
- 흥분・충격・과민 등으로 스트레스를 받았을 때
- 심한 운동을 했을 때
- 장내 이상발효가 있을 때
- 호흡으로 흡입한 산소 중에서(약 2%)
- 담배를 피우거나 술을 마셨을 때
- 배기가스・공장매연 등 대기오염물질을 마셨을 때
- 농약・화공약품・식품첨가물 등에 오염되었을 때
- 체내에 병원균이 침입해서 염증을 일으켰을 때
- 자외선・방사선에 과다 노출 되었을 때

4) 물을 바꾼다고 뭐가 달라지겠느냐
- 일본 쿄오와병원 카와무라 원장

본인이 처음으로 하이드로워터와 만난 것은 몇 년 전 아는 사람의 집에서 우연히 하이드로워터를 마셨던 게 시초였다. 그 때는 단지 물맛이 좋은데 대한 느낌뿐이었는데, 그 후로 이 물과 이토록 오랜 관계를 유지하리라고는 전혀 생각하지 못했다.

물론 이 물을 치료에 사용한다는 생각은 전혀 없었다. 그도 그럴 것이 물에 대해 특별한 관심도 없었을 뿐더러 물에 관한 지식도 전혀 없었기 때문이다.

이 물을 치료에 사용하게 된 직접적인 계기는 본인 스스로 이 물을 마시고 여러 가지 체험을 했던 것에 있다. 아울러 같은 시기에 함께 이 물을 마시기 시작한 병원 직원 T씨의 놀랄 만한 증상 개선도 내게 커다란 충격을 주었다.

사실 본인은 처음에 그 물을 별로 믿지 않았다. 솔직히 말하자면 '물 따위를 바꾼다고 뭐가 달라지겠어?' 하는 마음이었다. 무엇보다도 몇 L씩이나 되는 물을 마셔야겠다는 생각도 없었고, '식사에 쓰이는 물 정도를 바꾸면 되겠지.' 라고 밖에 생각하지 않았다.

그러나 당시 당뇨병을 앓고 있던 T씨는 이 물을 대하는 마음이 나와는 달라서 이 물을 마시고 병을 낫게 해보겠다는 의지가 아주 강했다. 직장에까지 페트병에 물을 담아 가지고 오는 철저함을 보였다. '물을 바꾼다는 것이란 저렇게까지 해야 하는 일인가?' 하고 놀랄 정도였으니까.

그런데 그가 이 물을 마시기 시작하고 혈당치가 확연하게 떨어졌으며, 소변에도 당이 나오지 않게 되었다. 그의 담당 주치의는 그가 이 물을 마시고 있는 것을 몰랐던 모양이다. 약도 전과 같은 것을 같은 양만큼 처방했다. 그런데 지금까지는 전혀 컨트롤할 수 없었던 당뇨병이 물을 바꾸는 것만으로 혈당치가 떨어지게 되었다는 것이다.

증상이 너무도 현저하게 개선되었기 때문에 본인은 오히려 믿을 수가 없었고 '어쩌다 생긴 우연이 아닐까?' 하는 생각이 들 정도였다. 그 후로도 그는 이 물을 지속적으로 마셨고 겨우 2~3개월 정도가 지났을 뿐인데 매우 건강해졌다. 이 물의 효과는 활성수소가 활성산소를 제거함으로써 얻어지는 결과이므로 활성수소가 없는 알칼리 물은 아무리 많이 마신다고 해도 별 의미가 없다.

이 사건을 계기로 그 후 많은 환자들에게 이 물을 병행해본 결과 지금까지 30만 명 이상의 환자들에서 여러 가지 질병이 개선되는 것을 볼 수 있었다. 앞으로도 본인은 난치성 만성질환자들에게 하이드로워터를 적극 권장할 것이다.

5) 좋은 하이드로워터 생성기를 고르는 방법
   - 일본 쿄오와병원 카와무라 원장

기계에 대해서는 문외한이었던 본인이 어떤 임상 경험을 계기로 매우 중요한 것을 깨달았는데 그 예를 소개한다.

도쿄에서 변호사로 일하는 중년 남성이 당뇨관리를 위해 하이드로워터를 마신 이후로 순조롭게 회복이 되어가고 있었다. 그러나 반년 정도 지나자 증상이 다시 원래대로 돌아가 버렸다는 연락이 온 것이다.

그는 이 물을 변함없이 마시고 있었고 양도 그대로이며 자택에 설치한 기계도 구입한지 아직 6개월 밖에 안 된 것이니까 망가졌을 리도 없다며 고개를 젓고 있었다.

물에 문제가 있다고 생각하여 우리 병원에 입원을 시키고 매일 혈당치를 측정하면서 자택에서와 같은 양으로 하이드로워터를 마시게 했다. 그러자 어찌된 셈인지 금세 혈당치가 떨어지고 일주일 정도 지나자 정상으로 돌아왔다. 여러 가지를 확인해본 결과 원인은 기계 때문이었다. 이 변호사가 구입했던 기계가 하이드로워터 생성기가 아니고 유사품이었던 것이다.

하이드로워터 생성기의 생명은 백금으로 되어 있는 전극판이다. 좋은 기계를 고르는 포인트는 '전극판의 수명이 다할 때까지 활성수소를 일정하게, 지속적으로 생성해낼 수 있느냐, 없느냐?' 가 관건이다.

전극판은 백금이 항상 노출되어 있어야 하는데, 전해과정에서 물 속에 들어 있는 칼슘이나 마그네슘 등이 백금 전극판의 표면에 부착되어 백금이 가려져 버린 것이 문제였다. 이렇게 칼슘도금막이 형성되어 백금이 묻혀버리면 전해능력이 떨어지고 활성수소가 생성되지 않는다.

이렇게 되면 아무리 물을 많이 마셔도 그저 단순한 알칼리수를 마시고 있는 것에 지나지 않는다. 하이드로워터의 효능은 알칼리수의 힘으로 병에 대한 개선효과를 나타내는 것이 아니라 활성수소가 몸 안의 활성산소(녹·산화물)를 제거함으로써 나타나는 효과인 것이다.

활성수소를 지속적으로 생성해 내려면 백금 전극판에 형성되는 칼슘 도금막을 근본적으로 막을 수 있는 시스템이 채택되어야 하는데, 이 기술은 특허로 묶여있어서 이 기술이 채택된 기계는 아주 극소수에 불과하다. 만약 칼슘 도금막의 형성을 막지 못한 채로 사용한다면 1~2년만 사용해도 활성수소는 전혀 생성해 내지 못하고 알칼리수만 만들어내는 기계로 전락하고 만다.

이 시스템의 채택여부에 따라 '활성수소를 15~20년간 기계의 수명이 다할 때까지 지속적으로 일정하게 생성해 낼 수 있느냐, 아니면 1~2년만 생성해 내고 마느냐?'가 결정되는 것이므로 기계를 구입할 때는 이 시스템의 채택여부를 꼭 확인해 봐야 한다.[*]

---

[*] 시라하타 사네타카 외(2003). 전해환원수-인간의 몸이 원하는 물, 어문각

4. 생식요법(生食療法)

지금으로부터 40~50만 년 전, 불이 발견되기 전까지 인간의 먹거리는 생식뿐이었다. 이로 말미암아 체내의 풍부한 잠재효소의 비축량 덕분으로 인간의 수명이 무려 300세가 넘었다고 한다.

그러나 불을 발견하고부터는 우리들의 먹거리가 입맛에 맞는 갖가지 화식(火食)요리로 변하게 되었으며, 이로 인해 소화효소의 과잉소모로 잠재효소가 고갈되어 수명은 차츰 단축되기 시작하였다고 한다.

동물들을 보아도 야생에서 날것으로 생식을 하는 동물들은 대사성 질병이 없지만, 화식을 하는 애완동물들은 각종 대사성 난치병이 생기는 것을 보면 화식이 질병을 일으키는데 한 몫을 차지하고 있다고 볼 수가 있다.

지구상에 있는 모든 살아있는 생물체는 날것을 먹고 사는 것이 생물계의 원칙이다. 유일하게 사람만이 화식을 하고 있는데, 이로 말미암아 사람에게는 수많은 병이 따라다니는 것이다.

생식의 중요성에 대해서는 입이 마르도록 강조해도 지나침이 없으나, 생식이 좋다는 핵심은 곧 효소이기 때문에 여기 생식요법에서는 효소에 대한 얘기를 주로 하겠다. 그래서 생식요법을 다른 이름으로 '효소요법'이라고도 한다.

1) 효소(酵素)란 무엇인가

우리가 생 양파를 씹었을 때 입안에 침이 가득 고이는 것은 생 양파 속에 효소가 많이 들어 있어서 그런 것이며, 우리가 흥분했을 때 입이 마르는 것은 흥분을 가라앉히기 위해 효소를 많이 소모하기 때문이다.

효소란 미생물이 만들어낸 여러 종류의 아미노산(단백질)의 조합체로 이루어진 생체 활성물질로서, 미생물을 포함한 모든 동식물의 생명체 안에 존재하며 그 생물체 속에서 일어나는 각종 화학반응을 촉매하고 제어한다.

효소는 태아의 수정·잉태에서부터 생명이 다하는 날까지 성장·발육·유지·소멸에 이르는 인체의 모든 대사활동을 촉진시키는 촉매제로서, 또는 생명을 영위하는 에너지의 근원으로서 효소의 작용이 없다면 지구상의 모든 생물들은 한순간이라도 생명을 유지할 수가 없음은 물론 손가락 하나 움직일 수가 없는 것이다.

효소의 작용이 없다면 세포가 만들어지지 않고, 정자가 난자에 들어갈 수 없으며, 상처가 났을 때 지혈이 되지 않고, 어떤 질병도 치유되지 않으며, 병원에서 하고 있는 각종 혈액검사도 할 수가 없는 것이다. 그래서 체내에 효소가 충분하면 노화가 천천히 진행되어 수명이 길어지는 것이다.

효소를 자동차에 비유해 보면, 당질·단백질·지방질이 휘발유에 해당되고 섬유질·미네랄·비타민은 윤활유에 해당되며 효소는 배터리에 해당된다고 볼 수가 있다. 또 연소에 비유를 해보면 당질·단백질·지방질이 장작에 해당되고 섬유질·미네랄·비타민은 불쏘시개에 해당되며 효소는 불씨(라이터)에 해당된다고 할 수가 있다. 자동차에 배터리가 없으면 시동을 걸 수가 없고, 아무리 장작이 많이 준비되어 있어도 라이터가 없으면 장작에 불을 피울 수가 없는 것과 같은 이치이다.

마찬가지로 우리 인체에도 당질·단백질·지방질만 공급해 주면 되는 것이 아니라 효소·섬유질·미네랄·비타민도 충분히 공급해 주어 영양의 균형이 맞아야 에너지대사가 왕성해지는 것이다.

효소영양학의 개척자이자 아버지라고 불리는 에드워드 하우웰 박사는 "모든 질병은 체내 효소부족에서 생기고 수명 또한 체내효소의 보유량에 따라 좌우된다."고 하였다. 식물이든 동물이든 생명체에는 이처럼 생명 유지에 필수불가결한 효소가 없이는 한시도 살아갈 수가 없다고 한다.

효소는 열에 아주 약하고 민감하여 10~20℃에서는 활동이 거의 눈에 띄지 않을 정도로 완만하다가, 20℃를 넘으면 점점 활동이 빨라지기 시작하여, 30℃를 넘으면 급격히 빨라져 35~40℃에서는 절정의 활동을 한다. 그러다가 50℃ 이상이 되면 변형·파괴되기 시작하여, 60℃ 이상이면 사멸하기 시작하고, 70℃ 이상에서는 모두 전멸하고 만다.

그러나 낮은 온도에서는 효소활동이 휴면상태로 정지되지만 사멸하지 않고 그대로 살아있다. 끓이지 않고 냉장고에 넣어둔 된장은 활동이 정지된 효소덩어리이지만, 그것을 찌개로 끓였을 때 효소는 모두 사라지고 없는 그냥 된장찌개일 뿐이다.

사람의 체온이 45℃ 이상이 되면 생명을 잃을 수 있다고 한다. 이것은 전신에 분포되어 활동하고 있는 효소가 고열에 의해 변형·파괴되어 활동력을 잃어버림으로써 신체 각 조직과 기능이 제 역할을 다하지 못하기 때문이다.

2) 효소의 종류

효소는 잠재효소와 먹거리효소로 나누고 있는데, 잠재효소란 오장육부를 포함한 체내의 모든 기관과 조직에서 자체적으로 내부에서 생성된다고 하여 내부효소 또는 체내효소라고도 말하며, 먹거리효소란 섭취하는 음식물을 통하여 외부에서 얻어진다고 하여 외부효소 또는 체외효소라고도 말한다.

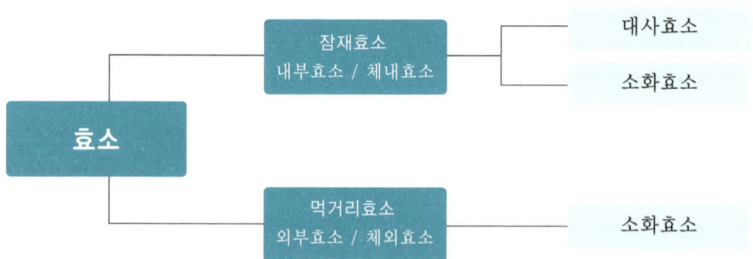

① 잠재효소(내부효소 · 체내효소)

잠재효소는 다시 대사효소와 소화효소로 나누어지는데, 대사효소란 에너지생성 · 세포생성 · 면역기능유지 · 노화방지 · 질병치유기능 · 활성산소제거 · 체내독소제거 · 혈액정화 등 인체 내의 생명활동에 필요한 모든 전반적인 대사 작용에 쓰이는 효소를 말하며, 소화효소란 섭취한 음식물을 소화시키는데 쓰이는 효소를 말하는 것이다. 즉, 소화효소 이외의 효소는 모두 대사효소이다.

잠재효소는 신체의 각 기관이나 조직에서 자체적으로 생성되어 대사 작용이나 소화 작용에 그때그때 필요한 곳에 가서 일을 하게 된다. 그렇지만 잠재효소는 일생 동안 무한정 생성되는 것이 아니라 일정한 생산량이 정해져 있기 때문에 체내의 잠재효소는 최대한 아끼는 것이 좋다.

소화효소를 너무 많이 사용해버리면 대사에 사용할 효소의 양이 적어져 대사활동이 원활하지 못해 대사관련 질병이 생기거나 자연치유력이 약화되므로 이때 외부에서 먹거리를 통해 소화효소를 체내로 공급해준다면 잠재효소를 그만큼 아낄 수 있는 것이다.

② 먹거리효소(외부효소 · 체외효소)

먹거리효소란 우리가 매일 먹고 있는 음식물 중에서 익히지 않은 날먹거리 식품에 들어 있는 효소를 말하는 것이다. 먹거리효소는 전적으로 음식물을 소화시키는 데에만 쓰이지만, 잠재효소를 아끼기 위해서는 외부에서 먹거리효소를 충분히 공급해 주어야 한다.

먹거리효소는 외부에서 생식이나 효소식품을 통해 언제나 공급이 가능하지만, 외부효소의 공급이 부족하면 잠재효소가 출동하여 소화효소의 일을 해야 하므로 잠재효소의 낭비를 초래하게 된다. 이렇게 되면 체내의 잠재효소가 고갈되어 생명은 더 이상 지탱할 수 없게 된다.

최근 학계의 연구보고에 의하면 효소가 없는 음식물만을 섭취하였을 경우에는 자기가 타고난 수명의 절반도 살지 못하고 1/3 정도밖에 살 수 없다는 충격적인 발표가 있었다.

젊었을 때는 체내효소들이 충분하여 열심히 활동을 해주기 때문에 몸은 그런대로 건강이 유지되지만, 나이를 먹게 되면서 점차 효소가 줄어들어 효소활동이 약화되고 몸은 점점 노화되는 것이다. 80세인 사람의 타액 속에 있는 아밀라아제의 함유량을 측정해봤더니 25세의 사람보다 무려 30배나 적게 관찰되었다고 한다.

● 날먹거리식품

날먹거리식품이란 곡식류·채소류·버섯류·과일류·해조류·육류식품·생선 등 익히지 않은 모든 자연식품을 통틀어서 말하는 것이다.

화식에는 효소가 없고 생식에는 효소가 많아 화식을 줄이고 생식을 늘리라는 것인데, 지금까지 우리는 화식에 길들여져 있어서 생식만 먹는다는 것은 쉬운 일이 아니므로, 생식 70%, 화식 30%의 비율로 먹는 것이 이상적이다.

● 발효식품

발효식품에는 된장·간장·고추장·청국장·김치류·젓갈류·장아찌류·식초·삭힌 홍어·깻잎지·수정과·식혜·요구르트·치즈·피클 등이 있으며, 날먹거리식품을 원료로 하여 발효를 시켜서 만든 식품이다. 이 중 청국장의 나토키나제 성분은 혈전을 녹이는 작용을 한다.

발효식품에는 날먹거리식품보다 더 많은 효소가 들어 있을 뿐만 아니라 소화도 잘 될 수 있게 잘게 분해되어 있어 잠재효소를 절약할 수 있는 좋은 식품이다. 그러나 발효식품도 열을 가하여 끓이면 효소는 모두 죽어버리므로 끓이지 말고 생으로 먹는 것이 좋다.

● 발효액식품

발효액식품은 산과 들에서 나는 산야초나 약초·과일·채소 등을 이용하여 발효·숙성시켜서 만든 식품을 말하는 것이다.

만드는 방법은 재료의 종류와 설탕의 양 그리고 온도에 따라 발효기간이 각각 다르기 때문에 몇 번의 경험을 해봐야 그 요령이 터득된다.

발효·숙성이 정상적으로 잘 된 발효액은 효소가 많이 살아 있을 뿐만 아니라, 원재료에 포함되어 있는 섬유질·미네랄·비타민 등의 영양소가 소화되기 쉽게 잘게 분해되어 있어 섭취 시 체내 흡수율을 높여준다.

발효액 만들기

마늘·양파·생강·여주·오디·솔방울·솔잎·질경이·민들레·쑥·고들빼기·씀바귀·더덕·산수유·오미자·구기자·오가피씨앗·무화과·블루베리·매실·머루·다래·산딸기·칡뿌리·칡순·천마·산마 등 가축이 먹을 수 있는 것은 모두 재료가 될 수 있다.

(ㄱ) 채취한 재료(뿌리·줄기·열매·잎·꽃)를 깨끗하게 씻는다.
(ㄴ) 그늘에서 말려 물기를 제거한 재료를 3~5㎝ 길이로 자른다.
(ㄷ) 3~5㎝로 자른 재료와 설탕을 저울에서 해당 비율로 계량한다.
(ㄹ) 재료의 종류와 수분함량·온도 등에 따라 혼합하는 설탕의 양이 달라지는데(재료의 종류에 따라 재료 1.0 : 설탕 0.5~1.2로 다양한 차이가 있음) 일반적으로 재료와 설탕의 비율은 주로 1 : 1로 한다.
(ㅁ) 물은 넣지 말고 계량한 재료와 설탕을 큰 용기에서 골고루 혼합한다.
(ㅂ) 혼합한 재료를 발효 용기에 꼭꼭 눌러 담은 후 뚜껑을 덮는다.
(ㅅ) 발효용기는 외부와 내부의 온도 편차가 적고 공기소통이 잘 되는 항아리(전통옹기)가 가장 좋으나, 입구가 큰 유리용기나 스테인리스 용기를 사용하기도 한다.
(ㅇ) 내용물이 많으면 발효과정에서 넘치므로 용기의 2/3 정도만 넣는다.
(ㅈ) 내용물이 발효액 위로 뜨면 부패할 수도 있으니 내용물이 발효액에 잠기도록 눌림판으로 눌러준다.
(ㅊ) 용기 바닥에 가라앉은 설탕은 2~3일에 한 번씩 뒤집어 다 녹여준다.
(ㅋ) 직사광선이 들지 않고 통풍이 잘 되는 청결한 곳에서 3~12개월(발효의 기간은 재료의 종류와 온도에 따라 차이가 있고, 숙성의 기간은 개인의 취향에 따라 차이가 있음)에 걸쳐 발효와 숙성을 시킨다.

(ㅌ) 발효 중에는 거품이 뽀글뽀글 끓어오르다가 발효가 끝나면 거품이 멈추고, 그때부터 숙성이 시작된다.

(ㅍ) 숙성이 끝나면 건더기는 건져내고 원액은 냉장실에 보관하여 섭취한다. 1회의 섭취량은 원액으로 50cc 정도가 적당하며 원액으로 마셔도 되고 희석하여 마셔도 된다. 희석비율은 각자의 기호에 따라 적당히 희석하면 된다.

(ㅎ) 숙성이 끝나고 건져낸 건더기는 먹을 수 없는 것(질경이 · 쑥 등)은 버리고, 먹을 수 있는 것(양파 · 마늘 등)은 양념으로 해서 먹어도 되고 그늘에서 말려 간식으로 먹어도 좋다.

● 농축효소식품

농축효소식품이란, 식품공장에서 현미 · 대두 등 소량의 곡류에 효소종균을 첨가한 뒤 발효와 배양공정을 거쳐서 만든 곡류효소제품이다.

영양성분으로는 비타민B군(B_1 · B_2 · B_6 · B_{12}) · 판토텐산 · 나이아신 · 엽산 · 비타민C · 비타민D · 비타민E · 비타민K · 칼슘 · 마그네슘 · 칼륨 · 인 · 나트륨 · 망간 · 아연 · 철분 · 필수아미노산 · 필수지방산 · 피틴산 · 베타글루칸 · 이노시톨 · 훼룰라산 · GABA · 감마오리자놀 · 핵산 · SOD 등이 함유되어 있어 가히 종합영양소라고 해도 과언이 아니다.

발효와 배양과정을 거치면서 원재료에 함유되어 있는 영양소가 양질로 업그레이드되어 있을 뿐만 아니라 체내흡수가 잘 되도록 생체이용률도 높아져 있기 때문에, 날먹거리식품 · 발효식품 · 발효액식품과는 비교가 되지 않을 정도로 효소의 역가(力價)가 높다.

3) 병이 나면 소화기관을 쉬게 하는 것이 좋다

몸이 아플 때 식욕이 떨어지는 것은 '몸에 이상이 생겨 대사효소가 대량으로 필요하니 지금부터는 소화효소를 많이 소모시키게 하는 음식물을 넣지 말라!'는 몸의 신호이다. 그런데도 우리는 '몸이 아프면 먹어야 기운을 차린다.'고 하며, 먹기 싫은 음식을 억지로 먹는 경우가 많은데, 동물을 보면 이것이 잘못된 상식이라는 것을 알 수가 있다.

애완견이나 고양이가 아플 때 맛있는 먹이를 코앞에 갖다 놓아보자. 며칠을 굶어도 절대로 먹지 않고 몸이 회복된 뒤에야 먹는 것을 보면, 몸이 아플 때는 회복을 위해 가급적 소화기관에 부담을 주지 않는 것이 좋다. 음식을 먹더라도 소화가 잘 되는 음식을 소식으로 가볍게 섭취하고 효소와 보조효소(미네랄 · 비타민)를 많이 섭취해야 한다.

5. 소식요법(小食療法)

1) 소식은 건강과 장수의 기본이다

지금은 넘쳐나는 맛있는 음식으로 어른아이 할 것 없이 과식이 문제이다. 옛날 먹을 것이 부족했던 시절에는 '우량아 선발대회'라는 것도 있었는데, 지금은 '우량아'가 아니라 '비만아'가 너무나도 많다. 비만아는 우량아가 아니다. 이제는 남녀노소 누구나 비만으로 인한 난치병의 공포로부터 자유로울 수가 없게 되었다.

체중이 비만해지는 것은 체질에 따라 예외는 있을 수 있지만, 일반적으로 체내에서 소모하는 영양소(Output)보다 섭취하는 영양소(Input)의 양이 더 많기 때문에 오는 경우가 많으므로 섭취하는 영양소와 소모하는 영양소의 균형을 맞추어야 한다.

과식을 하면 과식한 만큼 소화효소가 많이 필요하게 되고, 소식을 하면 그만큼 소화효소의 양이 적게 소모되기 때문에 필요 없는 과식으로 소화효소를 낭비한다는 것은 어리석은 일이다.

그러나 주의해야 할 것은 당뇨가 심하여 저혈당이 있는 사람들은 소식요법을 하면 안 된다. 그런 사람들에게는 소식요법이 저혈당을 더 심화시킬 수 있으므로 아주 위험하다. 또 활동량이 많은 사람들도 자기의 활동량에 맞는 칼로리를 섭취해야 한다. 이렇게 개개인의 사정에 따라 다를 수 있으므로 각자에게 맞는 올바른 선택을 해야 한다.

식사량을 줄이기 위한 방법으로는 매끼의 식사량을 포만감 70~80%선에서 끝내는 것도 한 방법일 수 있고, 식사의 횟수를 줄이는 것도 한 방법일 수 있다. 식사의 횟수를 줄이는 것에 대해서는 근래에 많은 학자들이 자료를 발표하고 있는데, 여기서는 〈니시건강법〉의 창시자 일본의 니시 가츠조오 선생의 실험 자료를 소개한다.

■ 식사횟수에 따른 독소배출량(일본 니시의학연구소 자료)

피 실험자의 조건	소변의 독소배출량
아침·점심 두 끼 먹는 사람	49%
아침·저녁 두 끼 먹는 사람	52%
아침·점심·저녁 세 끼 먹는 사람	60%
점심·저녁 두 끼 먹는 사람	79%
오후 3~5시 한 끼만 먹는 사람	99%

이 실험에서 보면 1일 1식을 하는 것이 가장 이상적이며, 1일 2식을 하는 경우에는 아침·점심·저녁을 어떻게 먹느냐에 따라 소변의 독소 배출량이 서로 다르다는 것을 제시하고 있다.

미국의 영양학자 웨버 박사도 "생리적으로 배설기관이 움직이는 오전에는 녹즙이나 생수 등 간단한 음용수만 마시고, 음식은 오후에 먹으라."고 권유하고 있다. 오후 식사는 6시 이전에 끝내는 것이 좋고, 그 이후 잠자리에 들기까지는 음용수 외에 아무것도 먹지 않는 것이 좋다고 하였다.

1일 1식으로 하루 20시간 정도 위장을 비운다는 것은, 매일매일 반복적인 단식효과로 체내 독소제거에 효과가 매우 크다. 그러나 1일 1식을 하기란 결코 쉬운 일이 아니므로 억지로 무리하게 하면 오히려 해가 될 수도 있다.

　허기와 공복감을 감내하지 못하면 1일 1식을 성공하기가 어려우므로 처음부터 1일 1식을 하지 말고 1일 3식을 하면서 서서히 식사량을 점차적으로 줄여가며 자연스럽게 적응할 수 있을 때까지 연습을 해가다가, 어느 정도 적응되면 그 다음 1일 2식으로 적응 기간을 거친 후 1일 1식으로 들어가야 한다. 적응 기간 동안 감식(減食)으로 인해 몸에 다른 이상은 없는지 신체의 변화에 대해서도 세심한 관찰을 하면서 해야 한다.

　소식을 하는 방법은 다양하여 어떤 사람은 1일 1식을 하는 사람이 있고 1일 2식을 하는 사람도 있으며 또 어떤 사람은 1일 3식을 하되 식사량을 반으로 줄여서 먹는 반식(半食)요법을 하는 사람도 있다. 이 모두가 목적은 소식을 하자는 것이니 자기에게 맞는 적절한 방법을 선택하면 된다.

　소식의 목적은 '하루에 몇 끼를 먹느냐?'가 중요한 것이 아니라 '하루에 섭취하는 음식물의 전체량이 얼마냐?'가 중요하다. 예를 들어 한 끼에 600kcal씩 하루 세 끼에 1,800kcal를 먹던 사람이 1일 1식을 하겠다고 결심하고 한 끼에 1,800kcal를 다 먹어버린다면 하루 세 끼를 먹으나 한 끼를 먹으나 하루의 전체 섭취량은 1,800kcal로 똑같은 양이다.

이런 경우라면 하루에 몇 끼를 먹느냐가 별 의미가 없다. 식사 횟수를 줄이는 목적은 하루 동안 섭취하는 전체 음식물의 양을 줄이자는 것이므로 식사 횟수를 줄이는 것보다 하루에 섭취하는 전체 음식량을 줄이는데 주안점을 두어야 한다.

또 많은 음식을 앞에 놓고 이것저것 먹다보면 과식을 하는 경우가 많은데, 그러지 말고 처음부터 자기가 먹을 만큼만 덜어서 먹으면 과식을 막을 수가 있으며, 남은 음식은 아까워하지 말고 과감히 버리는 것이 과식을 피하는 길이다.

2) 소식을 하면 몸이 따뜻해지고 면역력이 강해진다

소식을 하면 소화시킬 음식물의 양이 적기 때문에 소화효소의 소비를 줄일 수 있고, 소화효소가 절약되면 그만큼의 잠재효소가 왕성하게 대사활동을 하여 체온을 상승시키고 교감신경과 부교감신경을 활성화시켜 면역력이 강해진다.

저자의 식이요법 실천요약

• 이것은 나에게 맞는 방법이므로 다른 사람들에게는 같은 효과가 나타나지 않을 수 있다. 누구에게나 같은 방법으로 같은 효과가 나타나는 것은 아니다. 사람마다 체질 · 질병경력 · 합병증 유무 등 그 외 많은 것들이 서로 다르기 때문에 개개인에 따라 효과도 각각 다르게 나타날 수 있으므로 이렇게도 해보고 저렇게도 해봐서 자기에게 맞는 '맞춤요법'은 본인이 스스로 찾아야 한다. 나의 실천요약을 그대로 따라하시지 말고 참고하거나 응용만하시기 바란다.

• 식이요법을 제대로 하기 전에는 수치변동이 심했으나, 해독요법 · 균형요법 · 청혈요법 · 소식요법 · 생식요법을 제대로 하고부터는 당화혈색소 5.6~6.0%, 공복혈당 90~110, 식후 2시간혈당 130~150으로 변동 폭이 현저히 좁혀진 안정적인 수치가 유지되고 있다.

• 특히 혈당수치가 300~400으로 높을 때는 합병증이 심하고 생활에 불편도 많았었는데, 식이요법 보조제를 섭취하고부터는, 혈당수치 100~140으로, 혈압수치 80~120으로, 모두 정상으로 돌아왔다. 2년 뒤에는 식이요법 보조제 섭취를 중단하고 자연요법만 하고 있는데도 17년이 지난 지금까지도 정상수치를 유지하고 있다.

• 독소제거를 위해 1년에 3~4회에 걸쳐 안데스소금으로 장 청소를 한다. 모든 음식조리에 쓰는 소금은 안데스소금으로 바꾸었으며 일반소금은 일체 쓰지 않는다.

• 하이드로워터 200cc에 구연산 2~3g을 희석하여 아침과 저녁 2번 마시므로 하루 총 4~6g의 구연산을 섭취한다. 구연산은 해독에도 좋지만 체액을 알칼리로 바꾸어주기 때문에 피로회복에도 좋다.

• 하이드로워터는 하루 2L 이상 마신다. 외출 시에는 항상 물병을 휴대하고 다니며 밥이나 반찬 등 모든 음식 조리에 하이드로워터를 사용한다.

■ 1일 1식 식단표

구분	종류	1일 1회 섭취량
초다짐 생식환 견과류 과일	생식환(매일섭취)	큰 숟갈 1개(5g 정도)
	볶은 들깨(매일섭취)	큰 숟갈 1개(5g 정도)
	잣(매일섭취)	큰 숟갈 1개(5g 정도)
	호박씨(매일섭취)	큰 숟갈 1개(5g 정도)
	해바라기씨(매일섭취)	큰 숟갈 1개(5g 정도)
	호두(매일섭취)	큰 숟갈 1개(5g 정도)
	과일(키위·바나나·블루베리·귤·매실·포도·감·사과·복숭아·배·딸기·수박 등을 번갈아 섭취)	100g(사과일 경우 1/2개, 귤·키위·바나나일 경우1개, 포도·딸기일 경우 5개 정도)
정식식사 생채소 반찬 잡곡밥	생채소(부추·상추·배추·양배추·깻잎·쑥갓·비트·콜라비·무·당근·오이·고추 등을 번갈아 섭취)	어떤 경우에도 이것저것 섞어서 생채소 200g은 반드시 섭취
	생양파(매일섭취)	테니스공 크기 1/2개(80g 정도)
	생마늘(매일섭취)	중간 크기 깐 것 3개(15g 정도)
	생굴(10월하순부터 3월초순까지만 섭취)	중간 크기 3개(15g 정도)
	반찬(채소류·버섯류·해조류·생선류·육류·김치·된장 등으로 쪄내거나 무침으로 만들어 번갈아 섭취)	160g 정도(그날 식탁에 올라온 3~4가지 반찬의 전체 무게임)
	잡곡밥(현미·흑미·좁쌀·율무·콩·수수를 혼합한 것)	2/3공기(200g 정도)

- 초다짐(정식으로 식사를 하기 전에 시장기를 면하기 위해 조금 먹는 음식)의 전체 섭취량은 130g 정도, 정식식사(正式食事)의 전체 섭취량은 670g 정도로 하루 전체 총 섭취량은 800g 정도 된다.

- 초다짐(생식환·견과류·과일)은 정식식사하기 30분 전에 먹는다. 이것은 섭취한 음식이 미리 소화흡수 되도록 하기 위함이기도 하지만, 약간의 허기를 미리 해결하여 정식식사 때 과식을 막을 수 있다.

- 생식환은 물로 삼키고 들깨와 견과류는 씹어서 삼키는데, 완전히 죽과 같이 하지 않으면 껍질이 깨어지지 않아 소화가 되지 않은 상태로 몸 밖으로 배출되므로 한 숟갈 입에 넣고 100~150번 정도 씹어야 한다.

- 잡곡밥을 지을 때는 청차조(20%) : 일반현미(10%) : 찰현미(10%) : 찰흑미(10%) : 노란콩(10%) : 검은콩(10%) : 붉은콩 또는 팥(10%) : 율무(10%) : 찰수수(10%)의 비율로 혼합한다. 청차조를 구하기 어려울 때는 찰기장쌀이나 황색차좁쌀로 대체한다.

- 생양파와 생마늘은 거의 매일 먹는 편이지만, 그 외 생채소와 반찬을 한 가지만 오래 먹으면 영양불균형이 생길 수 있으므로 이것저것 번갈아 먹는다. 반찬은 3~4가지 이내로 간단하게 차린다.

- 식사를 할 때는 생채소와 반찬으로 먼저 배를 채운 뒤 밥은 나중에 먹는 것이 탄수화물 과잉섭취를 줄일 수 있다. 또한 음식은 최소한 30분 이상 천천히 먹어야 급격한 혈당상승을 막을 수 있는데, 음식을 80~100번 정도로 오래 씹기를 하면 당연히 식사시간이 길어진다.

- 1일 1식으로 오후 5시에 하루 한 끼만 식사를 하며, 간식은 하지 않는다. 20여 년 전 당뇨 초기 병원약을 복용할 때 저혈당이 와서 어쩔 수 없이 잠깐 간식을 먹었던 적은 있지만, 혈당수치가 잡힌 이후로는 지금까지 하이드로워터를 마시거나 차를 마시는 것 외에 일체의 간식을 하지 않는다.

- 씨눈 달린 곡식류 · 채소류 · 버섯류 · 해조류 · 과일류 · 견과류 등 제철에 나는 식품들을 바꾸어가면서 골고루 섭취하려고 최대한 노력한다.

  자연식품을 날것으로 먹으면 기생충의 감염이 우려되므로 3개월에 한번은 구충제를 복용한다. 회충은 조혈(造血) 작용을 방해한다.

- 들깨는 40%가 기름이며 그중 63%가 오메가3 지방산으로서 식품 중에서 오메가3 지방산이 가장 많이 들어 있는 식품이다.

  볶은 들깨를 보관할 때는 빻지 않고 그대로 두어야 껍질이 싸고 있어 오래두어도 산화를 막을 수가 있는데, 편하게 먹기 위해 미리 빻아두면 금방 산화되어 오래두고 먹을 수가 없다.

  음식점에서 나오는 들깨가루는 대부분 미리 빻아두었기에 영양소가 많이 산화되었다.

생식환 만들기

김 1kg, 파래 0.5kg, 다시마 0.5kg, 톳 0.5kg, 함초 0.5kg, 쥐눈이콩 청국장 1kg, 돼지감자 0.5kg, 여주 0.5kg, 목이버섯 0.25kg, 맥주효모 0.25kg, 구연산 0.15kg을 분말 상태로 혼합하여 환으로 만들어 두면 1년 이상 먹을 수 있다(분말과 환 작업은 제분소에 의뢰한다).

• • •

"음식으로 고칠 수 없는 병은 약으로도, 의사도 고칠 수가 없다."
〈히포크라테스〉

운동요법(運動療法)

식이요법이 칼로리 섭취를 제한한다는 의미가 있다면, 운동요법은 섭취된 칼로리를 소비한다는 측면에서 정심요법·식이요법·기혈요법과 더불어 당뇨관리에 필수적인 요법이다. 적당한 운동은 스트레스를 해소하고 혈액순환 및 호르몬 분비를 원활히 하며 심폐기관을 강화한다.

운동은 말초조직의 감수성을 높여 인슐린 저항성에 대한 당 이용률을 증가시키며, 지질대사와 혈압을 정상화시키고 혈액응고를 억제하여 뇌와 관상동맥 혈전증을 예방함으로써 당뇨합병증과 모든 성인병 예방에 좋다.

운동을 시작하기 전에 주의해야 할 점은 자신의 몸이 운동하기에 적합한가를 먼저 알아봐야 하는데, '심장에 이상은 없는가?', '최대 운동능력은 얼마인가?' 등을 확인해야 한다. 운동요법은 반드시 식이요법과 병행해야 하며, 운동 후 칼로리 섭취가 지나치면 효과가 적을 뿐 아니라 오히려 혈당조절에 실패하는 경우가 있다.

1. 즐거운 마음으로 규칙적·지속적·알맞게 하자

운동요법의 기본은 매일 규칙적으로, 자신에게 알맞은 운동량을, 지속적으로 즐거운 마음으로 해야 한다는 것이다.

운동을 시작할 때 혈당수치가 300mg/dℓ 이상으로 높거나 반대로 80mg/dℓ 이하로 낮거나 컨디션이 아주 나쁠 때는 되도록 운동을 하지 않는 것이 좋으며, 혈당수치가 100mg/dℓ 이하인데도 꼭 운동을 하고 싶으면 간식을 조금 먹고 운동을 하는 것이 좋다.

심혈관계 질환이나 류머티즘·관절염 등이 심한 경우에는 운동이 오히려 해로울 수 있으므로 전문가와 상의하여 운동의 종류와 강도를 결정해야 한다.

지나친 운동을 하게 되면 활성산소를 과잉생산하게 되어 오히려 해가 되므로 운동량은 자기의 체력에 맞게 적당히 하는 것이 좋은데, 당뇨가 있는 사람에게 적당한 운동이란 자신의 최대 운동능력의 60% 정도를 말하는 것으로서, 그것을 맥박수로 계산한다면 60세 이하의 성인은 1분에 맥박이 100~110회 정도, 60세 이상은 80~100회 정도가 적당할 것이다.

거동이 불편한 사람이나 체력이 약한 노약자인 경우에는 땀이 날 때까지 운동을 하기가 어려울 것이다. 이럴 경우에는 국민체조·빠른 걷기·산책 등의 가벼운 유산소운동이 좋으며, 운동의 효과는 개개인에 따라 다를 수가 있으므로 자기에게 맞은 운동의 종류와 강도를 선택하는 것이 중요하다.

역도·100m달리기·씨름 등 숨을 멈추고 한 번에 힘을 주면서 하는 운동을 '무산소운동'이라 하고, 수영·등산·빠른 걷기·줄넘기·테니스 등 숨이 차지 않으며 큰 힘을 들이지 않고도 할 수 있는 운동을 '유산소운동'이라고 한다.

건강한 사람일 경우에는 어떤 운동을 해도 상관이 없지만, 당뇨가 있는 사람이라면 과격하게 힘이 들어가는 무산소운동보다 가볍게 할 수 있는 유산소운동이 좋으며, 땀을 흘려 속옷이 촉촉이 젖을 정도가 적당하다. 그러나 근력운동이 가능한 사람이라면 너무 가볍게만 운동하지 말고 유산소운동이라도 좀 더 강도를 높인다거나 역기 등 기구를 이용한 근력운동으로 근육을 단련시키면 혈당조절이 훨씬 더 잘 된다.

땀이 나지 않는 운동은 근육과 관절만 단련시킬 뿐이지만, 땀을 흘리며 운동하면 근육단련의 효과 외에도 몸속의 각종 노폐물이 땀을 통해서 체외로 배출되므로 체내 유해독소를 제거하고 스트레스를 해소하며 지질대사를 활기차게 촉진시켜 일거양득의 효과를 거둘 수 있다.

그러나 공복혈당이 200mg/dl 이상으로 잘 조절되지 않은 상태에서 격렬한 운동을 하면 인슐린의 작용을 방해하는 호르몬들이 과잉 분비되어 당뇨가 악화될 수 있으며, 고혈압·관상동맥 질환·신장병이 있는 경우에는 지나친 운동을 피해야 한다.

운동을 시작하는 시간대는 개인에 따라 다르다. 체중이 비만하면서 경구혈당강하제나 인슐린 등 병원약을 복용하지 않는 사람이라면 식전·식후 아무 때나 운동을 해도 무방하지만, 병원약을 복용하고 있는 사람이라면 저혈당 예방을 위해 혈당이 가장 높게 올라가는 식후 30분에서 1시간 사이에 시작하는 것이 좋다. 그러나 야윈 체중의 당뇨라면 약의 복용과 관계없이 식전운동보다 식후 운동을 하는 것이 좋다.

체내의 포도당이 연료로 소모되는 것은 운동을 시작한 지 15분 후부터 시작된다고 한다. 그러므로 운동을 한번 시작했을 때에는 준비운동과 마무리운동 시간을 제외하고 최소한 30분 이상은 해야 한다.

운동의 강도가 너무 약하거나 운동시간이 짧으면 효과가 떨어지고, 강도가 지나치게 강하거나 운동시간이 너무 길어도 부작용이 생길 수 있으므로 30분에서 1시간 30분 정도하는 것이 적당하며 2시간 이상은 무리이다. 운동의 횟수는 매 식후 하루에 3회 하는 것이 가장 좋으나 그렇지 못할 경우에는 하루에 1회라도 하는 것이 좋으며, 그것도 어렵다면 최소한 일주일에 5회 정도는 해야 한다. 그러나 일주일에 한 번 정도 주말에 등산을 5~6시간씩 하는 것은 당뇨가 있는 사람들에게 무리이다.

운동의 효과는 서서히 나타난다. 벼락치기 운동은 부작용만 낳을 뿐 건강에는 아무런 도움을 주지 못하므로 하다가 중단하지 말고 꾸준히 지속적으로 해야 한다. 주 1~2회 과격한 운동을 하는 것보다는 매일 30분~1시간 30분 정도 꾸준히 걷는 운동을 하는 것이 훨씬 더 효과적이다.

2. 지혜를 발휘하면 생활 속에서도 방법이 있다

여건상 운동을 할 시간이 없을 때에는 생활 속에서 운동을 찾으면 된다. 예를 들어 자가용차를 이용하기보다는 대중교통을 이용하고,

버스나 지하철을 이용할 때 승차 · 하차하기 전 한 정거장 정도는 걸어서 간다든지, 승차 후에도 의자에 앉아서 가는 것보다는 서서 가는 것이 좋으며, 지하철이나 사무실을 오르내릴 때에도 에스컬레이터나 엘리베이터를 이용하지 말고 계단을 걸어서 오르내리면 운동의 효과를 얻을 수 있다.

눈비가 올 때나 집이나 사무실 등 공간이 넓지 않은 곳에서 운동을 해야 할 때는 붕어운동 · 모관운동 · 발목펌프운동 · 국민체조 · 줄넘기 · 팔굽혀펴기 · 윗몸일으키기 · 큰절운동(108배) · 제자리걸음뛰기 · 계단오르내리기 · 러닝머신 등을 이용하면 된다.

3. 잠자리에서도 할 수 있는 간단한 운동들

1) 발목펌프운동

발목펌프운동을 반복하면 종아리의 근육과 발의 펌프 작용으로 발에 몰린 혈액이 왕성하게 순환되고 노폐물이 제거되어 자연치유력을 높이게 된다.

또한 정맥혈의 순환을 촉진하고 노폐물의 여과 · 정화에 도움을 주어 만성피로와 발의 부종 · 발저림에 효과가 있다.

인체의 모세혈관 중 손발에 모세혈관이 무려 70%나 집중되어 있으므로 아침저녁 10분간씩 발목펌프운동을 하면 만보를 걷는 효과를 기대할 수가 있다.

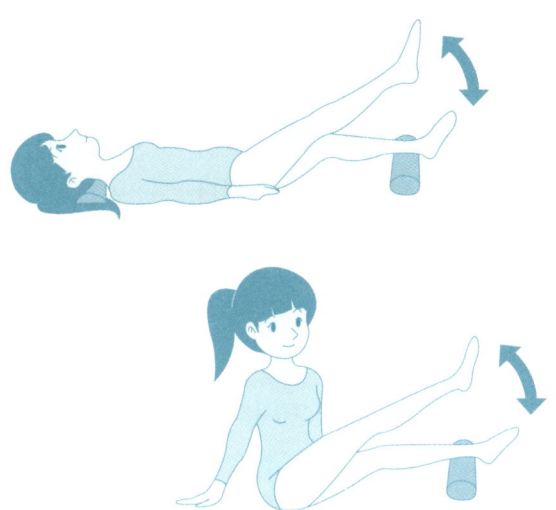

일반 발목펌프기 이용하기

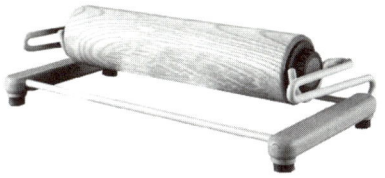

방음방진용 발목펌프기

운동을 하는 요령

발목펌프용 도구를 바닥에 놓고 편안하게 누워 양쪽 발목을 발목 펌프용 도구에 걸친다. 도구에 걸친 한쪽 다리를 30cm 정도 들어 올린 뒤 힘을 빼고 떨어뜨린다.

이때 떨어뜨리는 발의 엄지발가락 부분으로 고정시킨 발의 엄지발가락 부분을 서로 부딪치면서 떨어뜨리면 더 효과가 크다. 한쪽 다리에 30번씩 양쪽다리를 번갈아가며 600번 정도로 하는데 아침 기상 시와 저녁 잠자기 전에 10분 정도 한다.

또 양쪽 발목 뒷부분부터 무릎 뒤쪽 장딴지 부분까지를 도구에 대고 마사지하듯 오르락내리락 도구를 옮겨가며 문지르거나 비비면 아킬레스건 주변에 있는 경혈인 곤륜혈과 태계혈을 자극하여 피로해 지기 쉬운 다리근육의 모세혈관 구석구석까지 혈액순환을 개선하고 숙면에 도움이 된다.

되도록 누워서 하는 것이 편하고 좋지만, 장소가 마땅치 않을 때에는 앉아서 해도 되며 책을 읽거나 TV를 시청하면서도 할 수가 있어 틈틈이 여가 시간을 이용하여도 된다.

발목펌프운동은 발목에만 적용하는 것이 아니라 같은 방법으로 손목에 응용해도 좋다.

---

2) 붕어운동

누워서 물고기가 헤엄을 치는 모양을 빠른 속도로 하는 것이 붕어운동이다. 이 운동을 하면 척추좌우의 뒤틀리거나 어긋난 뼈를 바로 잡아주고, 척추신경에 대한 압박을 막아 주며, 말초신경을 자극하여 전신의 신경활동을 원활하게 하고 변비를 해소하며 혈액순환을 순조롭게 한다.

또 장에 흔들림을 주어 장의 기능을 강화하고 장 속의 가스를 제거하며, 골수의 적혈구 생성기능에 영향을 끼쳐 장염이나 장 폐색을 예방하며, 복통이나 맹장염도 예방할 수가 있다.

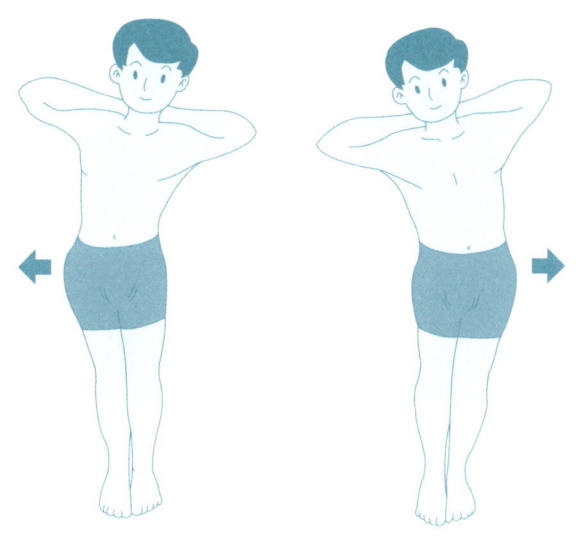

운동을 하는 요령

평평한 바닥에 매끄럽고 얇은 이불이나 모포를 깔고 그 위에 천정을 보고 반듯이 눕는다. 두 손은 깍지를 끼어 목 뒤의 경추 3~4번 부근에 대고 양팔은 옆으로 펴서 바닥에 밀착시킨 상태로 수평을 유지한다.

양발은 가지런히 1자로 모은 상태에서 발끝을 앞으로 당기고 뒤꿈치를 최대한 밖으로 뻗어 물고기가 헤엄치는 것처럼 S자로 몸을 좌우로 빠르게 흔든다. 이런 동작으로 아침·저녁 3분 정도 한다.

3) 모관운동(毛管運動)

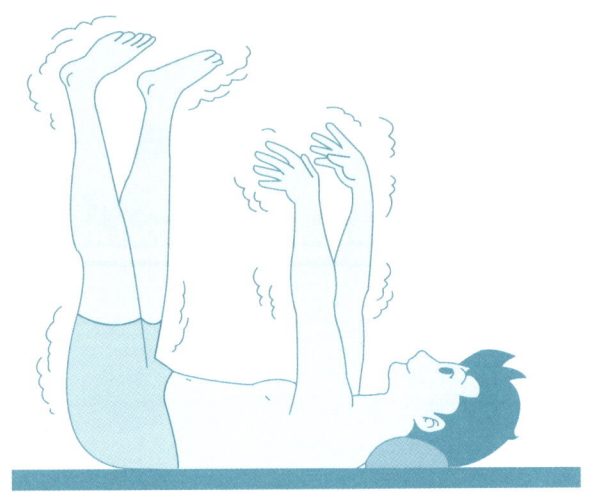

반듯이 누운 자세에서 경침을 목 뒤의 경추 3~4번 부근에 베고 두 손과 두 발을 수직으로 높이 올린다. 발바닥은 수평을 유지하고 손가락은 자연스럽게 편 상태에서 손과 발을 흔들어서 진동을 주는 것이다.

아침·저녁 모관운동으로 3분 정도 떨기를 해주면 발이 가벼워지고 기분 좋게 잠을 잘 수가 있다. 특히 당뇨·심장병·고혈압·동맥경화·뇌졸중 등 혈관성 질환에 효과가 크다.

모관운동은 혈액순환의 원동력인 모세혈관에 진동을 주어 모세관 기능을 높이고 혈액순환을 좋게 한다. 신체의 전체 모세혈관(50억 개) 중 팔다리·손발에 모세혈관이 무려 70%(35억 개)나 집중되어 있기 때문이다.

저자의 운동요법 실천요약

- 유산소운동에도 여러 가지가 있지만, 나에게는 등산이 가장 맞는 것 같아 매일 1.5시간 정도 아래와 같은 방법으로 등산을 하고 있다. 등산은 천기(天氣)와 지기(地氣)를 받으며 맑은 공기와 숲에서 뿜어내는 음이온과 '피톤치드'를 마실 수 있고, 자연과 벗하여 명상을 즐길 수 있는 장점이 있어 다른 운동보다 좋아한다.

- 모든 수목이 뿜어내고 있는 피톤치드(Phytoncide)라는 살균성 물질은 숲 속의 향긋한 냄새를 만들어 내기도 하지만, 말초신경과 말초혈관을 자극하여 신체전반의 기능을 활성화시키고 심장과 기관지, 폐의 기능을 강화시키며 피부를 소독하는 작용도 있다고 한다.

- 피톤치드 효과는 산의 정상이나 밑자락보다 산중턱이 좋고, 활엽수(참나무·오리나무 등 잎이 넓은 나무)보다는 침엽수(소나무·잣나무 등 잎이 가는 나무)가 좋으며, 숲 한가운데서 결가부좌로 정좌하여 복식호흡을 하면 그 효과가 훨씬 크다.

- 계절적으로는 늦은 봄부터 초가을까지 일조량이 많고 잎이 왕성하여 나무의 생기가 넘칠 때가 좋고, 시간적으로는 온도가 높은 시간대가 효과적이며, 이런 효과로 인하여 당뇨가 있는 사람들에게는 어떤 운동보다도 등산이 가장 좋은 운동이라고 생각한다.

● 준비코스

산에 오르기 전, 국민체조로 몸을 푼다. 산을 오르기 시작하여 10분까지는 평지 길·오르막길·내리막길의 구분 없이 보통걸음으로 걸으며, 양팔은 전후·좌우·상하로 힘차게 흔들면서 걷는다.

● 단련코스

10분 이후부터는 양팔은 정상적으로 흔들면서 험한 오르막길과 내리막길은 보통걸음으로, 보통 오르막길과 내리막길은 빠른 걸음으로, 평지 길과 험하지 않은 내리막길은 달리기로, 서서히 운동의 강도를 높여간다.

40분 정도 오른 후 소나무 숲이 밀집된 지점에서 10~20분간 휴식을 취한다. 이때는 복식호흡으로 나무·바위·바람소리와 하나 되어 자연의 기운과 합일(合一)하며 음이온과 피톤치드를 체험한다.

● 마무리코스

하산 길의 초반은 빠른 걸음으로, 후반은 땀도 식힐 겸 산책과 운동을 겸한 코스로 풀잎과 얘기하고 산새들과 노래하며 자연과 어우러져 기쁜 마음으로 천천히 내려온다.

• 이렇게 해서 출발부터 하산까지 소요되는 시간은 약 1시간 30분(2시간을 초과하지 않음) 정도 걸리고, 산행거리는 약 3km 정도가 되며, 보행 숫자는 약 10,000보 정도 된다.

- 등산을 할 때 처음부터 끝까지 산책을 하는 것처럼 천천히 걷는다면 자연과 어우러짐으로서 얻어지는 마음의 평화(정심요법의 효과)는 있을지 몰라도 근육단련(운동요법의 효과)은 기대하기 어렵다.

빠른 걸음도 근육단련과 관절운동의 효과는 있을지 몰라도 오장육부와 근육의 흔들림이 달리기 보다는 훨씬 미미하다.

그래서 등산길의 상태에 따라 보통걸음 · 빠른걸음 · 달리기를 적절히 섞어서 산행을 해야 정심요법 · 운동요법의 효과를 함께 누릴 수 있다.

- 이렇게 자연과 명상을 즐기려면 동행자가 있을 때 오히려 방해가 되므로 나는 늘 혼자서 등산을 한다.

혼자 걸을 때만 내 영혼의 소리를 들을 수 있고, 진정한 나와의 만남이 이루어질 수 있기 때문이다.

오늘도 어머니 내음을 닮은 찔레꽃과 노래하고, 고향의 속살 같은 참쑥과 얘기하며 행복한 산길을 혼자서 내려온다.

- 복식호흡이란 글자 그대로 배로 호흡하는 것을 말하며, 단전까지 숨을 모은다고 하여 단전호흡이라고도 한다.

숨을 들이쉴 때는 '우주의 생기(生氣)로 내 몸을 정화한다.'라고 생각하며 아랫배를 불룩하게 단전까지 천천히 마셨다가, 숨을 내쉴 때에는 '내 몸의 악기(惡氣)를 몸 밖으로 뿜어낸다.'라고 생각하며 아랫배를 최대한 등 뒤쪽으로 붙이면서 천천히 숨을 뱉는다.

- 낮에는 등산을 하고, 아침기상과 저녁취침 시에는 발목펌프운동 · 붕어운동 · 모관운동 · 누워서 골반 움직이기 · 누워서 자전거 타기 등을 15분 정도 하는데, 낮에 시간이 없어 등산을 할 수 없는 날은 저녁 식후에 집 주위 하천에서 빠른 걷기를 1시간 정도 한다.

. . .

"흐르는 물은 썩지 않는다. 고이지 않게 지속적인 운동을……."

기혈요법(氣血療法)

"통즉불통(通卽不痛), 불통즉통(不通卽痛)"

우리 인체는 기(氣-신경·에너지)·혈(血-혈액)·수(水-진액·림프액), 이 세 가지가 서로 유기적으로 연관되어 있어서 기(氣)·혈(血)·수(水)가 서로 통하면 아픔이 없고, 서로 통하지 않으면 고통이 따른다는 말이다.

그렇다면 비뚤어진 곳은 바로 잡아줘야 하고, 막힌 곳은 뚫어줘야 하며, 뭉쳐진 곳은 풀어줘야 한다. 즉, 경직된 근육을 풀어주어 어긋난 골격을 바로 잡아야 하고, 막힌 경혈을 뚫어주어 기혈을 통하게 해야 하며, 체내에 쌓인 독소는 해독요법으로 청소해 주고, 탁해진 혈액은 청혈요법으로 맑게 해 주어야 하는 것이다.

세상에 치료되지 않는 병은 없다. 다만 치료하지 못하는 사람만 있을 뿐이다. 옛날부터 건강장수의 비결은 쾌식(快食)·쾌변(快便)·쾌면(快眠)이라고 했으며, '니시건강법'에서도 질병의 5대 원인으로 혈액순환장애, 체액의 산성화, 골격의 어긋남과 흩어짐, 교감신경과 부교감신경의 부조화, 변비와 숙변을 꼽고 있다.

우리의 주요 신체기관은 간장·신장·심장·비장·폐장의 5장과 위장·소장·대장·담(쓸개)·방광·삼초의 6부가 있는데, 이 5장 6부(五臟六腑)는 잠시도 쉬지 않고 체내를 순환하는 기혈의 순행으로 영위된다고 한다.

기혈의 기(氣)는 경락이라는 인체 내 기혈 운행의 순환경로를 따라 경외(經外)를 돌고, 혈(血)은 경내(經內)를 돌며 우리 몸을 잠시도 쉬지 않고 순찰하는 것이다. 순찰을 통해 잘못된 곳은 수정해 주고 파괴된 곳은 보수해 주어 생체의 항상성을 유지할 수 있도록 늘 우리 몸을 지키고 감시하고 있는 것이다.

1. 경혈요법(經穴療法)

1) 경혈을 자극하면 기혈이 뚫리고 자율신경이 활성화 된다

■ 인체 경혈도면

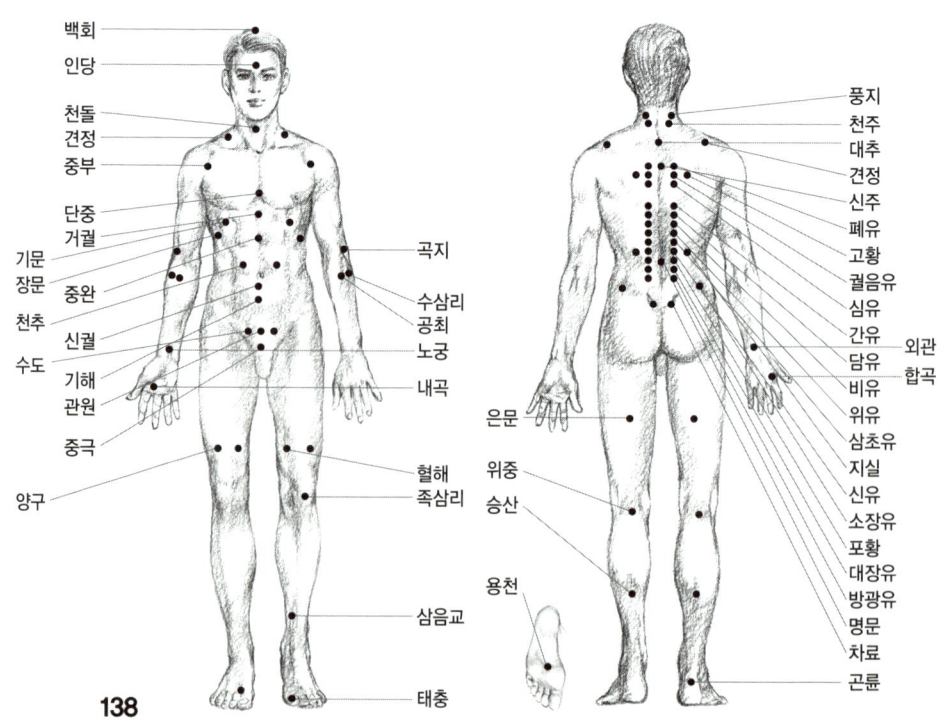

경혈이란 한방에서 침을 놓거나 뜸을 뜨면 효과가 나타나는 자극점으로, 기가 모이고 출입하는 곳이라 하여 혈(穴)자를 써 '경혈(經穴)'이라 하고, 경혈과 경혈을 연결하는 선을 '경락(經絡)'이라고 하는데, 14경락의 노선위에 365개의 경혈이 있으며 손끝으로 눌렀을 때 몹시 아픔을 느끼는 곳이 경혈이다. 주로 얼굴·머리·손·발 부위에 중요한 경혈들이 많이 몰려 있다.

5장6부가 원활한 기능을 수행하려면 전신을 돌고 있는 기혈이 활기차게 살아 움직여야 하며, 이 기혈이 정상적인 순행을 하려면 몸을 따뜻하게 하고 숙면을 취하여 체내의 피로가 누적되지 않게 그날그날 풀어주어야 한다. 그러나 현재를 살아가는 대부분의 사람들은 이 부분을 간과하고 자기 몸을 무리하게 혹사하는 경우가 너무나 많다.

기혈을 활기차게 살아 움직이게 하려면 얼굴머리 두드리기·손톱 누르기·얼굴손발 비비기·ND자석붙이기 등으로 말초경혈을 틈나는 대로 적절히 자극해 주는 것이 좋다. 희토류로 만들어진 ND(Neodymium)자석은, 자철석으로 만든 일반자석보다 자력이 더 강하다.

얼굴머리 두드리기는 양손의 손가락 끝을 이용하여 먼저 백회(百會)를 100번 두드리고, 그 다음 백회를 기준으로 하여 열십자(十)로 앞으로는 턱 끝까지, 뒤로는 목 뒷부분까지, 그리고 좌우 양쪽 귀 밑까지를 두드리고 난 뒤, 머리 전체와 얼굴 전체를 무작위로 시원할 때까지 약 5분간 두드리는 것이다.

경혈의 위치를 잘 모르면 머리와 얼굴을 두드리면서 더 아프거나 시원한 곳이 경혈이다. 경혈은 이마 부분과 눈 주위·눈썹 주위·입 주위·귀 주위·목 뒷부분에 많이 몰려 있다.

머리 부분과 귀 뒷부분, 목 뒷부분은 아주 세게 두드리는 것이 좋으며, 특히 다른 곳보다 더 아픈 곳이 있다면 그곳에 이상이 있다는 증거이니 아픈 곳을 더 많이 해 주는 것이 좋다.

손톱누르기는 손톱의 뿌리 부분을 반대편 손의 둘째셋째 손톱 끝을 이용하여 꼭꼭 눌러주는 것이다. 손가락 하나하나마다 20~30번 정도 손톱 끝으로 꼭꼭 눌러주고 비비면서 비틀기를 하고 난 뒤 주무르기로 마무리 하는데, 넷째손가락(약지)은 하지 않는다.

넷째손가락은 교감신경을 자극하여 스트레스성 호르몬인 아드레날린을 분비하여 혈당을 올리기 때문이다. 손톱누르기는 차를 타고 다닐 때나 사무실 등에서 시간 날 때마다 수시로 할 수가 있으므로 자주 하는 것이 좋다.

얼굴손발 비비기는 얼굴전체, 손발전체를 세게 비비는 것으로서 손발에 퍼져있는 경혈을 꼭꼭 눌러주면서 손발을 비틀어주어도 좋다.

자석붙이기는 지름3∅×두께1mm의 원형으로 된 ND자석을 피부접착용 테이프를 이용해 S극이 피부에 닿게 하여 붙인다. 남자는 기해와 관원에, 여자는 수도와 중극 경혈에 주로 붙이지만 특별히 아픈 곳이 있다면 아픈 곳 또는 아픈 곳이 해당되는 경혈에 붙이면 된다.

자석붙이는 것이 번거로우면 팔찌나 발찌, 목걸이로 만들어서 사용해도 된다. 만드는 방법은 지름 4~5Ø×길이 8~10mm의 팔찌용 ND자석을 100개 정도 사놓고 자신의 손목과 발목 또는 목에 맞도록 필요한 만큼의 길이로 여러 개를 연결하면 된다. 연결은 줄로 꿰는 것이 아니라, 자석을 서로 맞대면 자력에 의해 저절로 붙어 이어지게 된다.

이런 방법으로 경혈을 자극하면 말초혈관의 어혈이 풀어져 혈액순환이 잘 되고 림프구와 자율신경이 정상화되므로 5장6부의 기혈순환이 원활해진다.

2. 온열요법(溫熱療法)

기분이 좋은 상태를 만족(滿足)이라고 하고 기분이 나쁜 상태를 불만족(不滿足)이라고 한다. 여기서 발족(足)자를 쓰는 이유는 심장의 더운 기운이 가장 먼 위치에 있는 발(足)까지 가득 차면(滿) 기분이 좋다는 뜻이다.

심장은 불의 성질인 화(火)의 기운이고 신장은 물의 성질인 수(水)의 기운인데, 수의 기운은 위로 올라가서 심장을 윤택하게 하고 화의 기운은 아래로 내려와 신장을 다스려야 건강을 유지할 수 있다.

인체의 경락을 보면 배꼽을 중심(命氣·단전)으로 해서 윗부분(중완·전중·백회)은 태양의 기운(天氣·陽氣)인 따스한 기운(溫氣)이 내려오고, 아래 부분(기해·관원·용천)은 땅의 기운(地氣·陰氣)인 서늘한 기운(冷氣)이 올라오고 있다. 머리의 백회혈을 통해 따뜻한 태양의 기운을 받고 발바닥의 용천혈을 통해 서늘한 땅의 기운이 올라와서 배꼽을 중심으로 서로 교차하여 전신의 체온을 고루 따뜻하게 양의 기운과 음의 기운이 조화를 이루는 것이다.

1) 온기(溫氣)가 내 몸을 살리고 냉기(冷氣)가 내 몸을 죽인다

온기는 모든 것을 풀리게 하지만 냉기는 모든 것을 뭉치게 한다. 추운 겨울에 뜨거운 국물을 마시면 몸이 풀어지지만, 더운 여름에 차가운 얼음을 먹으면 내장이 바싹 오그라들어 일시적으로 근육이 굳어지게 된다.

이처럼 찬 것을 먹거나 차가운 말과 차가운 생각을 하면 신체의 특정 부분이 굳거나 뭉쳐져 각종 질병이 유발되지만, 몸과 마음을 따뜻하게 한다면 모든 뭉쳐진 것들이 풀어지고 면역력이 높아져 건강하게 되는 것이다.

대표적인 온열요법으로 원적외선의 온열효과를 들 수가 있다. 원적외선의 온열 작용은 기와 혈이 잘 소통되게 하여 뭉친 어혈을 풀어주고 자율신경계를 안정시켜 만성질환에 도움을 준다.

수승화강(水昇火降), 즉 차가운 물의 기운은 위로 올라가게 하고 뜨거운 불의 기운은 아래로 내려가게 하여 두한족열(頭寒足熱, 머리는 차고 발은 따뜻하게)의 상태를 유지하는 것이 건강에 좋다. 상체에 열(熱)·화(火)가 올라가면 열병과 화병이 생긴다.

자연의학계의 명의이면서 일본의 전직 수상들의 주치의로 유명한 일본의 이시하라 유우미 박사는 "반세기 전 인간의 평균 체온은 36.8℃였으나 그동안 1℃ 가까이나 떨어져 지금은 35.8℃ 대를 유지하고 있으며, 체온이 1℃ 떨어지면 면역력은 30%나 낮아지고, 체온이 1℃ 올라가면 면역력은 5배나 높아진다."고 주장했다.

저체온이면 면역력이 떨어지기 때문에 몸에서 이유 없이 열이 나는 것은 '지금 내 몸 상태가 좋지 않다.'는 몸의 경고 신호이며, 이럴 때 체온을 약간 높여서 효소활동(효소는 35~40℃의 온도에서 가장 활성이 높음)을 왕성하게 하여 몸 상태가 나빠지는 것을 미리 막으려는 자연치유력의 발동이다. 그런데도 현대의학에서는 조금만 열이 나면 해열제를 복용하여 열을 강제로 내리는데 이것이 과연 옳은 방법인지는 모르겠다.

물론 체온이 40℃ 이상으로 높게 올라갈 때는 위험하므로 해열제를 먹어야겠지만, 37~38℃ 정도에서는 해열제로 해결하기보다는 외부효소 · 녹차 · 생강차 · 감잎차 등으로 수분을 많이 섭취하거나 관장(대장청소)을 하는 것이 현명한 방법일 것이다.

① 냉온욕(冷溫浴)이 혈액순환을 좋게 한다

냉온욕은 냉수욕과 온수욕을 번갈아 하여 피부를 자극시키므로 모세혈관의 수축과 확대가 반복되어 혈액순환을 활발하게 해준다. 그와 동시에 전신의 체액을 중성(온수에 의해 알칼리성, 냉수에 의해 산성)으로 만들어 산성과 알칼리성의 균형을 유지시켜 준다.

온수욕을 오래하고 있으면 사람이 지치기 쉽다. 이것은 피부의 모세혈관이 수축되지는 않고 계속 확대만 되기 때문인데, 이렇게 되면 심장을 비롯하여 순환기 계통에 피로를 줄 수가 있다.

냉온욕은 냉수로 시작하여 냉수로 끝내는데 매회 각 1분씩 한다. 냉수에서부터 시작하여 냉-온-냉-온-냉-온-냉-온-냉-온-냉-온-냉-온-냉으로 끝낸다. 냉탕은 8회를 하고 열탕은 7회를 하게 되므로 총 15회를 하며 시간으로는 15분이 걸린다.

여기서 말하는 온수는 미지근한 온탕을 말하는 것이 아니라 뜨거운 열탕을 말하는 것으로서, 온도는 41~43℃가 적당하고 냉수의 온도는 14~18℃ 사이가 좋다. 처음 하는 사람은 냉수에 들어 갈 때 먼저 손목과 발목을 적시고 다음에 팔과 무릎 이하까지 담그다가 서서히 상체로 올라오면서 전신을 담근다.

2) 원적외선(遠赤外線)이 면역력을 강화한다

원적외선이란 눈에 보이지 않는 비가시광선으로서, 우리 몸에 도달하면 모세혈관을 확장시켜 혈액순환을 원활하게 하고 신진대사를 촉진시켜 자연치유력을 높여주는 몸에 유익한 파장이다. 햇볕의 따뜻함이 곧 원적외선의 효능인데, 햇볕 없이는 생명체가 살아 갈 수 없듯이 생명체는 원적외선의 혜택 없이는 생존이 불가능한 것이다.

그런데도 날이 갈수록 높아만 가는 고층빌딩과 아스팔트·시멘트를 이용한 도로포장 때문에 생육광선인 원적외선을 받을 기회는 갈

수록 줄어들고 있고, 집과 사무실에 설치된 각종 전자장치에서 하루 종일 쏟아져 나오는 무서운 전자파는 인류의 건강을 서서히 잠식해 가고 있다.

원적외선은 가시광선과는 달리 반사 작용이 없고 오히려 흡수되는 흡수광선이기 때문에 인체에 도달하면 인체의 원자가 이온의 진동(1분에 2,000번 이상 세포를 미세하게 흔들어 줌)을 야기시켜 세포조직을 활성화시키고, 피부 속 4cm까지 깊숙이 파고들어가 온도를 상승시켜 온열의 효과를 나타내게 된다.

이와 같은 온열 작용의 원리에 의해 유해한 세균을 죽이고 노폐물과 유해 중금속을 몸 밖으로 배출시키며 엉킨 피를 풀어주어 혈액을 정화하고, 독소제거·면역력 증진·피로회복을 도우며 쑤시고 결리는 곳을 풀어주어 통증을 완화시켜 준다.

상온에서 방사되는 원적외선을 '저온방사체'라고 하는데 자연계에 존재하는 저온방사체 중에는 황토·진흙·화강석·대리석·자갈·모래·도자기류 등이 있다. 그 중에서 다이아몬드가 가장 많은 원적외선을 방사하며, 황토·일라이트(illite)·게르마늄도 많은 원적외선을 방사하는 광물질이다.

황토방 구들장이 혈액순환을 좋게 하고 진흙 마사지가 피부미용에 좋으며 모래찜질이 건강에 좋고 옹기나 돌그릇에 물을 담아두면 좋은 물이 된다는 것도 모두 원적외선의 방사 때문이다.

콘크리트로 만든 아파트에 채소를 놓아보면 2~3시간만 지나도 시들지만, 옛날 초가집의 황토로 만든 부엌에서는 2~3일을 두어도 시들지 않는데 이것은 황토에서 생명의 기가 나오기 때문이다.

황토는 흙이라고 하기엔 너무 약성(藥性)이 강한 흙으로서 그 중에서도 우리나라의 황토가 세계에서 가장 약성이 강하다고 한다. 무좀이 심한 사람도 맨발로 황톳길을 걷거나 황토 찜질을 해보면 하루 이틀만 지나도 무좀이 없어지는 것을 경험할 수가 있고, 감기나 몸살이 왔을 때 황토방에서 지지고 나면 빨리 회복되는 것이나 황토 사우나에서 목욕을 하고 나면 기분이 상쾌해 지는 것도 다 바이오 원적외선의 작용 때문이다.

인간의 몸 자체에서도 5~10마이크론의 원적외선이 방사된다고 한다. 옛날 어릴 적에 배가 아플 때 할머니나 어머니께서 "내손이 약손이다."하고 배를 문질러주시면 대개의 경우 통증이 가라앉는데 이것 역시 원적외선의 방사 때문이다. 또한 야생동물들이 다치거나 몸이 아프면 조용히 땅에 코를 대고 엎드려 있는 것도 원적외선의 작용으로 자연치유력을 기대하기 위한 것이다.

3) 유해파동(有害波動)을 차단하여 숙면(熟眠)을 취하자

깊은 땅속에서 지층의 어긋남으로 흙 또는 암반 사이에 틈이 생겨 단층을 이루고 있는데, 이 단층의 틈 사이로 흐르는 물을 '수맥'이라고 한다. 이 틈 사이에서 발생하는 해로운 기, 해로운 저주파 지구방사선을 흔히들 '수맥파'라고 하는데, '유해파동'이라고 표현하는 것이 더 정확한 말이다.

이 틈 사이로 대부분 물이 흐르고 있지만 물이 흐르지 않는 곳도 있는데, 물이 흐르지 않는 경우에도 유해파동은 동일하게 발산된다

고 한다. 그렇다면 유해파동은 흐르는 물 때문에 발산되는 것이 아니라 지층의 어긋남에서 발생된다고 보는 것이 맞다.

이 유해파장은 지구의 고유 파장인 지자기파와는 다른 변조된 파장으로서 뇌파를 교란시키고 건물에 균열을 가져와 우리들의 건강과 생활에 엄청난 피해를 끼치고 있다. 그 피해는 급성으로 나타나는 것이 아니라 이슬비에 옷이 젖듯 서서히 나타나므로 유해파동을 피하는 것이 상책이다.

건물 지하에 유해파동이 흐르면 1~2층 낮은 층에만 영향을 미치는 것이 아니라 수 십층의 고층빌딩의 꼭대기 층까지도 영향이 미친다고 한다. 그래서 유해파동이 미치는 곳에 집을 지으면 벽과 바닥에 균열이 생긴다. 또한 기혈의 흐름에 혼란을 주어 생체리듬을 무너뜨리고, 자율신경이 방해를 받아 5장6부의 기능이 저하된다. 이로써 깊은 잠을 이루지 못하여 수많은 질병이 발병되고 심지어 정신분열증까지도 유발될 수가 있다.

우리가 살아가면서 하루 24시간 중 한곳에서 가장 많이 머무르는 곳이 아마 잠자리일 것이다. 하루에 7~8시간 잠을 잔다고 했을 때 활동하는 시간은 16~17시간으로 장시간인데도 불구하고 한곳에 머무르는 시간은 불과 얼마 안될 것이다. 여기저기를 이동하거나 사무실이나 집 안에서 일을 하더라도 한곳에 머무르지 않고 계속 움직여야 하기 때문이다.

사람들은 보통 하루에 7~8시간 정도 잠을 자지만, 숙면을 취하는 시간은 불과 절반도 되지 않는다고 한다. 숙면을 취할 수만 있다면 그 절반인 4시간만 잠을 자도 충분하다고 한다.

3. 정골요법(正骨療法)
– 골격을 바로 잡으면 무병장수한다

네 발로 걸어 다니는 야생동물은 상처에 의한 외과적인 질병밖에 없지만, 인간은 두발로 직립보행을 하기 때문에 휘어진 척추로 인하여 각종 질병이 유발되는 것이다.

특히 현대인들은 책상에 앉아 있는 시간과 컴퓨터를 하는 시간이 많기 때문에 나도 모르게 얼굴이 앞으로 튀어나와 바른 골격을 유지하기가 어렵다.

'당뇨가 골격과 무슨 관련이 있느냐?' 라고 생각하는데 그렇지가 않다. 골격이 틀어지면 각종 질병이 오게 된다. 감기나 몸살이 걸려도 혈당수치가 올라가듯, 신체기관은 서로 유기적인 고리로 연결되어 있어 어느 한 부분이 고장이 나면 연쇄적으로 다른 기관으로 확산되기 때문에 아픈 부분만 다스리지 말고 몸 전체를 함께 다스려야 한다.

뼈는 근육(인대)의 지탱으로 유지되고 있다. 몸이 한쪽으로 비뚤어지는 것은 긴장되고 굳은 근육이 한쪽으로 잡아당겨져서 뼈가 비뚤어지게 되는데, 이때 경직된 근육을 풀어줘야 비뚤어진 골격이 제 자리로 돌아오는 것이다.

또한 오장육부는 척추신경의 지배를 받으므로 척추는 오장육부의 뿌리로써, 척추가 바른 골격을 유지해야만 오장육부가 제 기능을 다할 수 있고, 이로써 신진대사가 촉진되어 면역력이 증대되는 것이다.

인체를 건물에 비유한다면 발과 골반은 주춧돌에 해당되고, 척추는 기둥과 대들보에 해당되며, 오장육부는 벽돌에 해당된다고 할 수가 있을 것이다. 또 자동차에 비유해보면 골격은 차체일 것이며, 오장육부는 엔진 및 기타부품에 해당될 것이다.

　이렇게 봤을 때 어느 것 하나 소홀히 하면 건물이나 자동차가 완성될 수 없다. 기계의 전체 톱니바퀴가 돌아가려면 하나의 톱니바퀴라도 고장이 나면 안 되듯, 우리 인체도 전체적인 조화를 이루기 위해서는 부분만 다스리지 말고 전체를 다스려야 한다.

　1) 황토평상침대(黃土平床寢臺)

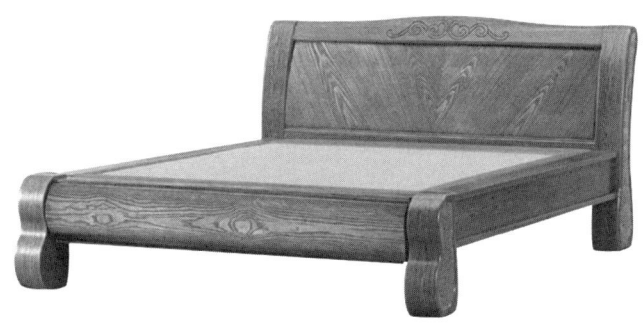

황토평상침대

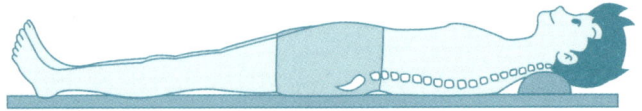

경침을 베고 평상침대에서 잠을 자면 추골이 바르게 정렬된다.

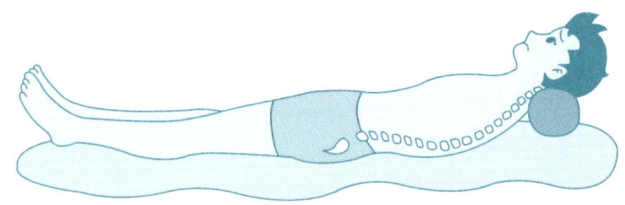

높은 베개와 두껍고 푹신한 쿠션 침대에서 잠을 자면 추골의 배열이 흐트러진다.

쿠션이 있는 침대에서 잠을 자면 추골이 뒤틀리거나 어긋나 신경이 눌리고 압박을 받아 갖가지 질병이 발병한다. 그러나 황토평상침대에서 잠을 자면 딱딱한 평상에 의해 지압이나 마사지 효과를 얻을 수 있어 척추의 부탈구(副脫臼-뒤틀리거나 어긋남)를 막아 주고 교정하여 준다.

우리가 잠들어 있는 8시간 동안 약 7,000번의 미세진동이 일어난다고 하는데, 황토평상침대에서 잠을 자면 자동으로 일어나는 미세진동에 의해 자신의 체중으로 골격을 조정하게 된다.

황토평상침대를 구입할 때 참고할 것은 전기열선 방식으로 가열하는 제품보다는 온수순환 방식으로 가열하는 제품을 고르는 것이 좋다.

온수순환 방식의 제품은 보일러용 호스를 깔아서 뜨거운 물을 소형보일러로 순환시켜 열을 얻기 때문에 인체에 해로운 전자파를 걱정할 필요가 없다. 전기열선으로 가열하는 제품은 전자파 차단기능을 검증기관으로부터 인증을 받았다 하더라도 오래 사용하다보면 차단기능이 떨어져 전자파가 다시 나올 수 있다.

이로써 황토평상침대는 바른 골격유지뿐만 아니라 황토의 원적외선 효과와 알루미늄·동판을 부착하여 유해파동을 차단하는 효과까지 있어 당뇨관리에 좋은 침구이다.

2) 봉침(棒枕-척추교정기)

봉침은 경혈압박과 근육이완으로 바른 골격을 유지할 수 있게 해주는 만능 지압기구이다. 봉침으로 경혈과 신경·근육을 압박하거나 문지르면 막힌 경혈이 뚫려 기혈순환이 원활해지고, 뭉친 근육이 풀려 흐트러진 골격을 바로 잡아준다.

사용 방법은 봉침을 바닥에 놓고 해당부위를 봉침에 밀착한 후, 한 곳에 1~2분 정도 머물면서 몸을 좌우로 가볍게 흔들면서 체중으로 압박을 가하는 것이다.

척추교정을 할 때는 엉덩이 꼬리뼈 부분부터 시작하여 머리까지 2~3cm간격으로 척추마디를 따라 봉침을 상체로 옮겨가면서 척추 주위 근육과 경혈에 압박마사지를 하는 것이다.

척추뼈 양쪽 옆을 흐르는 기립근육이 경직되어도 척추가 비뚤어지게 되는데, 이럴 때는 약간 옆으로 누워 척추교정 할 때와 같은 방법으로 양쪽의 기립근육을 압박해주면 경직된 근육이 풀어지면서 척추가 바로 잡힌다.

척추교정뿐만 아니라 어깨·팔·다리의 저림 증상이나 결리고 쑤실 때도 아픈 부위에 봉침을 이용하면 좋다. 이럴 때는 아픈 부위를 봉침에 올려놓은 후, 팔다리의 무게를 이용하여 압박을 해도 되고, 봉침을 손에 들고 아픈 부위에 마사지를 해도 된다.

되도록 누워서 하는 것이 좋지만, 장소가 마땅치 않을 때에는 앉거나 서서 해도 되며 TV를 시청하면서도 할 수 있다. 단, 봉침을 사용할 때는 피부가 벗겨질 수 있으므로 반드시 얇은 옷을 입고해야 한다. 머리가 무거울 때 봉침을 베개로 사용하면 머리 부분의 지압에도 좋다.

3) 경침(頸枕)

딱딱한 나무베개(경침)를 사용하여 목 부분의 혈관을 압박하면 혈관의 면적이 좁아져 혈액순환의 속도가 빨라지므로 혈관 내에 끼어 있던 찌꺼기들이 씻겨 나가 각종 순환계 질환을 예방할 수 있고, 신경 증후군·두통·어깨 결림 등에도 좋다.

경침의 높이는 체격에 따라 다르게 해야 하는데, 이상적인 높이는 경침을 베고 반듯이 누운 상태에서 다른 사람이 옆에서 보아 이마가 뒤로 젖혀져 머리가 바닥에 닿거나 턱이 밑으로 처지거나 하면 안 되고 이마와 턱이 완전한 수평을 이루어야 한다.

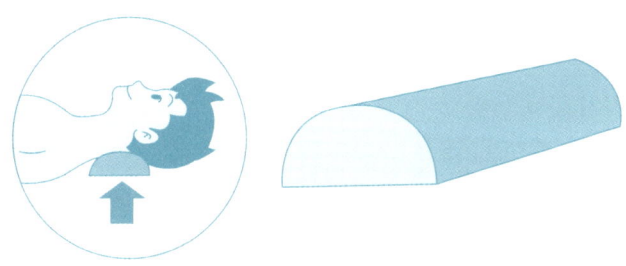

경침을 사용할 때는 목을 뒤로 젖혀서 움푹 들어간 부분, 즉 3~4번 경추에 대고 위를 보고 반듯이 누워 몸을 일직선으로 한다. 경침을 처음 사용하면 머리가 아프거나 저리기도 한데 이것은 자신의 경추 어딘가에 고장이 있다는 증거이다. 너무 아파 경침을 쓸 수가 없는 사람은 수건으로 경침을 감싸서 사용하다가 통증이 사라지고 경침사용에 익숙해지면 그때 수건을 벗기고 경침만 사용하면 된다. 아침에 일어날 때나 밤에 잠들기 전에 경침을 베고 도리도리를 1분 이상 하고 나면 머리가 아주 시원해진다.

대부분의 사람들이 사용하고 있는 부드러운 쿠션베개는 경추의 부탈구를 부추길 수 있으므로, 경침을 베개로 사용하는 것이 경추의 골격을 바로 잡아주는데 좋다.

우리의 몸은 태양의 기운(天氣·陽氣)과 땅의 기운(地氣·陰氣)이 서로 교차하여 전신에 양의 기운과 음의 기운이 조화를 이루어야 건강을 지킬 수가 있는데, 아스팔트와 시멘트로 포장된 환경 속에서 특히나 지금은 아파트 거주가 보편화 되고 있어 음의 기운을 받기가 매우 어렵게 되었다.

그래서 본인은 맨발로 땅을 밟는 것과 같은 효과를 낼 수 있는 맨땅요법으로 어싱매트(Earthing mat)를 잠자리에 활용하고 있다. 한 곳에 장시간 머무를 수 있는 침구(황토평상침대)에 어싱매트를 깔고 잠을 자는 것도 양기와 음기의 조화를 이루는데 좋은 방법이다.

저자의 기혈요법 실천요약

- 어싱매트를 깐 황토평상침대에서 잠을 자고 아침에 눈을 뜨자마자 침대에서 앉은 자세로 얼굴머리 두드리기 · 손톱누르기 · 얼굴손발 비비기 등 말초경혈 자극을 10분 정도 한다. 손톱누르기는 차를 타고 다닐 때나 사무실 등에서 시간 날 때마다 수시로 한다.

- 침구는 온수순환 방식의 황토평상침대를 쓰고 있고, 베개는 주로 경침을 사용하고 있으나 머리가 무거울 때는 봉침을 1시간 정도 베개로 사용하기도 한다. 또 아침저녁 30분가량 봉침으로 척추 바로잡기를 한다. 황토침대로 바꾸고부터는 숙면을 취할 수가 있으니, 원적외선의 온열 작용으로 인한 안락한 잠자리 덕분이 아닌가 싶다.

- 손발이 저리거나 몸이 무거울 때는 ND자석으로 팔찌나 발찌 · 목걸이를 만들어서 착용하면 증상이 사라진다. 항시 착용하는 것은 아니고, 며칠 또는 몇 시간씩 그때그때 필요할 때만 착용(주로 잠잘 때 사용)한다. 또 신체부위에 특별한 이상이 있을 때는 그 아픈 해당 경혈에 지름3∅×두께 1mm의 ND자석을 붙였다가 3~4일 후 증상이 없어지면 떼기도 한다.

- 냉온욕은 수시로 하고 있으며, 몸이 무거울 때는 취침 전에 30분 정도 족욕(足浴)을 하기도 한다.

제2부
당뇨란 무엇인가

소변으로 당분이 빠져나온다고 해서 '당뇨(糖尿)'라고 한다. 혈관 속에 당분이 지나치게 많으면, 혈액이 끈끈해져 혈액순환장애가 일어나고 이로 인해 신체 전반의 대사활동이 위축된다. 이렇게 되면 면역력이 약해지고 자연치유력이 떨어져 상처나 염증이 잘 낫지 않고 각종 혈관계 질환의 합병증이 유발되며, 나중에는 이 합병증으로 생명까지도 잃게 되는 무서운 '침묵의 살인마(殺人魔)'가 당뇨이다.

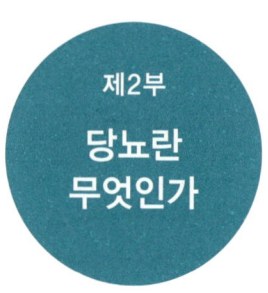

제2부 당뇨란 무엇인가

소변으로 당분이 빠져나온다고 해서 '당뇨(糖尿)'라고 한다. 혈관 속에 당분이 지나치게 많으면, 혈액이 끈끈해져 혈액순환장애가 일어나고 이로 인해 신체 전반의 대사활동이 위축된다.

이렇게 되면 면역력이 약해지고 자연치유력이 떨어져 상처나 염증이 잘 낫지 않고 각종 혈관계 질환의 합병증이 유발되며, 나중에는 이 합병증으로 생명까지도 잃게 되는 무서운 '침묵의 살인마(殺人魔)'가 당뇨이다.

췌장(이자)은 소화효소와 인슐린(단백질로 구성된 호르몬)·글루카곤을 분비하는 장기로서, 췌장 안에 있는 랑게르한스섬은 인슐린을 분비하는 베타세포와 글루카곤을 분비하는 알파세포로 구성되어 있다.

혈당이 높을 때는 인슐린이 분비되어 혈당을 내리는 작용을 하고, 혈당이 낮을 때는 글루카곤이 분비되어 간에서의 당 생산을 증가시켜 혈당을 올리는 작용을 하여 혈중 포도당 농도를 항상 일정하게 유지시켜 주는 역할을 한다.

사람이 생명을 유지하고 활동하려면 에너지가 필요한데, 이 에너지를 만드는 가장 중요한 영양소가 포도당이다. 섭취한 음식물 중 당분은 췌장에서 분비되는 소화효소에 의해 포도당으로 바뀌고, 혈액 내로 들어가 인슐린에 의해 인체의 구석구석 각 세포에 운반되어 에너지로 사용된다. 여기서 인슐린은 혈액 속에 있는 포도당을 세포 내로 운반하는 일을 담당하고 있다.

이때 췌장에서 인슐린 분비가 불량하여 인슐린의 양이 부족하거나, 아니면 췌장에서 인슐린은 정상으로 분비되더라도 분비된 인슐린이 제 기능과 역할을 다하지 못하는 부실한 인슐린일 경우 고혈당 상태가 지속된다. 또는 세포막의 인슐린 수용체가 부실하여 세포에서 인슐린의 수용을 거부하는 경우에도 마찬가지이다.

포도당이 세포내로 들어가 에너지로 활용되는 과정을 연소 작업에 비유를 한다면, 화물차(인슐린)에 장작(포도당)과 불쏘시개(각종 비타민과 미네랄), 불씨(효소), 산소를 싣고 장작을 태울 연소장(세포)으로 간다.

화물차(인슐린)가 연소장(세포)에 도착하면 정문의 수위(세포막에 존재하는 인슐린 수용체)가 정문을 열어준다. 정문을 통과한 화물차(인슐린)는 연소장(세포) 내부에 있는 작업실(미토콘드리아)에서 산소와 불씨·불쏘시개를 이용하여 장작에 불을 붙이는 것이다.

세포막의 인슐린 수용체(정문 수위)가 문을 잘 열어주어 인슐린과 인슐린 수용체와의 결합이 잘 되는 것을 정상적인 대사활동이라고 한다. 그런데 인슐린 수용체가 인슐린의 수용을 거부(저항)하여 결합이 잘 되지 않는다면 포도당은 세포내로 들어가지 못한다.

　포도당이 세포내로 들어간다 하더라도 불씨(효소)와 불쏘시개(미네랄·비타민)가 부족하면 포도당(장작)을 태울 수가 없게 되고 이렇게 되면 포도당은 에너지로 쓰이지 못하고 소변으로 배출되고 만다.

당뇨검사는 어떤 것이 있나

1. 소변 검사

의료기 상에서 검사페이퍼를 구입하여 집에서도 간단히 측정할 수가 있다. 당이 소변으로 얼마나 배출되느냐를 알아보는 검사이며, 검사결과 양성으로 나오면 당뇨를 의심한다. 대개 혈당이 180 mg/dℓ 이상 올라가야 소변에서 양성으로 반응한다.

그러나 드물기는 하지만 소변에서 양성으로 반응하여도 당뇨가 아닌 사람이 있고, 음성으로 반응하여도 당뇨인 경우가 있다. 이렇게 소변검사는 정확도가 떨어지므로, 소변검사에서 당뇨가 의심되면 혈당검사를 해보는 것이 좋다.

2. 혈당 검사

혈당검사는 의료기 상에서 휴대용측정기를 구입하여 손가락 끝 모세혈관의 혈액을 소량 채혈해 집에서 수시로 간단히 할 수가 있다. 당화혈색소 검사보다는 정확성이 많이 떨어지는데도 측정이 간편하여 대부분 이 방법을 많이 쓰고 있지만, 10~20%의 기계적인 오차가 있다.

그런데도 어떤 사람들은 한 자리 수치변화에 일희일비하는 경우가 많은데 기계의 오차만 해도 한 자리 수(1~9)가 넘는다. 한 자리 수치는 별 의미가 없으므로 무시하거나 사사오입하여 두 자리 수치(10~90)로 관리하는 것이 편하며 그렇게 해도 아무 문제가 없다.

검사는 식전·식후 두 번 하는데, 식전검사는 식사를 하기 전에 공복인 상태(식사를 마치고 5~8시간 이상 경과 후를 말함)에서 하는 검사이고, 식후 검사는 식사를 끝낸 후 2시간 만에 하는 검사이다.

섭취한 음식물이 포도당으로 변하여 식후 30분에서 1시간 사이에 최고치로 올라갔다가 서서히 내려와 2시간 후에는 정상인은 정상수치(140mg/dl 이하)로 내려오지만, 당뇨가 있으면 내려오는 속도가 느리다. 당뇨가 심할수록 더 느리며 아무리 시간이 지나도 정상수치로 내려오지 않는 경우도 많다.

식후 혈당이 올라가는 수치도 정상인은 아무리 올라도 180mg/dl 이상 올라가지 않지만, 당뇨가 심할수록 많이 올라가며 500mg/dl 이상 올라가는 경우도 흔히 있다. 이렇게 혈당이 올라가고 내려오는 수치와 속도로 당뇨의 상태를 파악하는 것이다.

■ 혈당수치 조견표

진단	식전공복혈당	식후 2시간혈당	당화혈색소
정상	70~100mg/dl	70~140mg/dl	4.0~5.7%
당뇨 전단계(공복혈당 장애)	101~125mg/dl	70~140mg/dl	5.8~6.4%
당뇨 전단계(내당능 장애)	101~125mg/dl	141~199mg/dl	5.8~6.4%
당뇨판정	126mg/dl 이상	200mg/dl 이상	6.5% 이상

〈한국당뇨병학회 자료(학회마다 약간의 차이가 있음)〉

- 식전공복혈당이 2회 이상 126㎎/㎗을 넘으면 당뇨로 판정한다.
- 당뇨증세가 있으면서 식사와 관계없이 임의로 측정하여 200㎎/㎗ 이상이면 당뇨로 판정한다.
- 당뇨 전단계(예비당뇨)인 공복혈당 장애와 내당능 장애를 방치하고 관리하지 않으면 10년 내에 당뇨로 진행될 가능성은 100%이다.

3. 포도당부하 검사

포도당 부하검사는 설탕 75g을 물 300㎖에 타서 5분 이내에 마신 후 30분·1시간·1.5시간·2시간, 이렇게 30분 간격으로 혈당 수치를 측정하여 200㎎/㎗를 넘는 수치가 몇 번인가를 알아보는 검사이다. 여기서 2시간 후에 측정한 수치가 200㎎/㎗ 이상이면 당뇨로 판정한다.

4. 당화혈색소(HbA1c) 검사

혈액 속의 적혈구 안에는 혈색소(헤모글로빈)가 있다. 혈색소는 우리 몸에 산소와 영양소 등을 공급해 주는 역할을 하는데, 이 혈색소에 당이 달라붙어 있으면 정상적인 역할을 할 수가 없다. '당화혈색소 수치'란 이 혈색소 중 정상적인 혈색소와 당이 붙어 있는 혈색소의 비율을 말하는 것이다.

보통 적혈구의 수명은 120일 정도이다. 그렇다면 지금 혈액 속에서 활동하고 있는 적혈구들은 금방 만들어진 적혈구와 수명을 거의 다한 적혈구까지 다양하게 존재한다. 이 중 금방 만들어진 적혈구는 당이 붙어있지 않을 것이며, 수명을 다해가는 적혈구는 120일 동안 당이 붙어 있었을 것이므로, 이를 그 절반인 60일로 보아 지난 60일 동안의 평균수치를 알아보는 것이다.

혈당검사는 측정하는 그 시각의 수치 밖에는 알 수가 없으며, 그런 중에도 섭취하는 음식물의 종류와 양·스트레스·운동량·측정하는 시간에 따라 일정하지가 않지만, 당화혈색소 수치는 60일간의 평균수치를 알아보는 것이므로 당뇨검사 중에서는 가장 정확하다.

당화혈색소 검사는 병원에서만 할 수 있어 좀 불편하긴 하지만 보통 3~4개월에 한 번만 하면 되므로 혈당관리는 당화혈색소 검사로 관리하는 것이 제일 좋다. 그러나 당화혈색소 수치도 절대적인 정확한 수치는 아니며 기계적인 오차가 있다.

다음 표에서 보면 당화혈색소가 1% 상승할 때마다 혈당수치는 35mg/dl씩 오른다. 그리고 당화혈색소를 1% 줄이면 심근경색 14%, 백내장 19%, 미세혈관 질환 37%, 말초혈관 질환 43%, 당뇨로 인한 사망률 21%를 감소시킨다는 발표도 있다.

진단	당화혈색소 수치(%)	혈당 수치(mg/dℓ)
	19%	600
	18%	555
	17%	520
위험수치	16%	485
	15%	450
	14%	415
	13%	380
	12%	345
	11%	310
경고수치	10%	275
	9%	240
	8%	205
조절양호	7%	170
	6%	135
정상수치	5%	100

5. C-펩타이드 검사

　C-Peptide 검사는 췌장의 기능을 알아보는 검사로서 지금 인슐린 분비가 되고 있는지 안 되고 있는지, 되고 있다면 어느 정도가 분비되고 있는지를 알아보는 검사인데 병원에서만 할 수 있다.

　C-펩타이드는 췌장에서 인슐린이 생성·분비될 때 나오는 부산물로 인슐린 분비량과 동일하게 방출된다. 따라서 혈액속의 C-펩타이드 농도를 검사해 보면 그 사람의 인슐린 분비량을 알 수가 있다. 그러므로 처음 당뇨를 발견했을 때에는 반드시 C-펩타이드 검사를 받아보는 것이 좋다.

당뇨의 증상

1. 3다1소(三多一少) 증세

당뇨의 대표적인 증세인 '3다1소' 중에서 '3다' 란 다식(多食)·다음(多飮)·다뇨(多尿)를 말하는 것이며, '1소' 란 체중감소를 말하는 것이다.

'다식' 이란 포도당이 세포내로 흡수되지 못하고 소변으로 계속 빠져나가므로 몸에서는 연료로 쓸 포도당이 부족하니 포도당을 빨리 보충해 달라는 신호로 허기증을 나게 하여 음식을 많이 먹게 되는 증상이고, '다음' 이란 '다식' 으로 인한 많은 포도당 때문에 끈끈한 혈액을 묽게 해주기 위하여 물을 많이 마시게 되는 현상이며, '다뇨' 란 '다음' 으로 너무 많이 마신 물을 몸 밖으로 빨리 배출시키기 위해 소변을 자주 보게 되는 증세이다.

'1소' 란 이렇게 음식을 많이 먹어도 섭취한 포도당이 에너지로 이용되지 못하고 소변으로 배출되기 때문에, 이 부족한 포도당을 체내에 저장되어 있는 지방이나 단백질에서 빼서 쓰게 되므로 체내의 지방과 근육이 점점 줄어들어 체중이 감소되는 것이다. 그러나 당뇨가 정상으로 회복되면 체내에 있는 지방과 단백질이 더 이상 빠져나갈 필요가 없어지게 되므로 그동안 빠졌던 체중은 저절로 정상으로 돌아온다.

혈당변화와 체중변화는 함께 움직인다. 즉, 체중의 변화가 심하다면 혈당관리가 잘 안 되고 있다는 것이고 혈당의 변화가 심하다면 체중관리도 안 되고 있다는 증거이다.

2. 만성피로와 권태감

충분한 휴식을 취하고 특별히 힘든 일을 하지 않았는데도 온몸이 피로하고 나른하며 전신 권태감과 졸음이 자주 오고 무기력증과 무력감을 느낀다.

이는 섭취한 포도당이 세포 내로 흡수되지 못하여 체내에서 에너지로 활용되지 못하기 때문에 원기부족으로 항상 힘이 없고 나른한 것이다. 이런 기간이 오래되면 게으르고 나태해져 만사에 의욕이 없고 성격은 점점 날카로워져 신경질적으로 변한다. 심지어 우울증으로까지 연결되기도 하는데, 이렇게 되면 삶을 자포자기하는 경우도 있다.

3. 시력장애와 말초신경 증상

눈의 조절기능에 변화가 생기거나 망막에 출혈이 생겨 시력이 떨어지는 경우와 백내장에 의한 시력장애·안구건조증·홍채염 등의 안질환이 생기기도 하며, 눈의 운동신경이 마비되어 물체가 둘로 보인다거나 한쪽 눈꺼풀이 내려앉아 잘 뜨지 못하게 되는 경우도 있다. 말초신경 증상으로는 하지경련·손발저림·근육수축으로 장딴지에 쥐가 나기도 한다.

4. 저혈당 증상과 피부 증상

혈당수치가 50mg/dℓ 이하로 떨어지면 심한 허기증과 온몸이 떨리고 식은땀이 나며 심장이 뛰고 불안해지며 기운이 없고 얼굴이 창백해지며 손발 끝이 저려오고 매스꺼움·어지러움·시력장애·무의식·뇌손상 등으로 혼수상태에 빠질 수 있다. 종기·습진·무좀·음부나 항문 주위에 피부 소양증이 생기기도 하며 진균이 감염되어 질염으로 변하기도 하는데 치료가 잘 안 된다.

그 외 증상으로는 기억력감퇴·성욕감퇴·구취·치주염·잇몸출혈·치아 흔들림·월경이상·현기증·두통·불안·위산과다·복통·복부 팽만·빈뇨·야뇨·배뇨 곤란·설사·변비·신경통·자율신경장애 등이 있다.

당뇨와 합병증

　당뇨로 인한 초기의 합병증은 대부분 당뇨가 회복되면 합병증도 저절로 치유되는 경우가 많으므로 혈당관리만 잘하면 합병증 걱정은 하지 않아도 된다. 그러나 합병증이 오래되어 중증일 경우에는 당뇨가 회복된 후라도 합병증은 쉽게 회복되지 않으며, 이로 인해 생명을 잃는 경우가 많으니 합병증이 오지 않도록 당뇨발견 즉시 혈당관리를 철저히 하는 것이 합병증을 예방하는 최선의 방법이다.

　당뇨를 만병의 근원이라고 하는 이유는 대사성 질환에다 면역력 결핍증이기 때문이다. 전체적인 영양대사가 원활하지 못하여 발생하는 혈관병으로서 혈관이 손상되면 굵은 혈관은 동맥경화증을 일으켜 심장병·뇌졸중·족부괴저 등을 유발하고, 모세혈관은 망막증·요독증·신경장애·발기부전 등을 일으킨다. 또 염증이 있을 경우 잘 낫지를 않고 여러 가지 퇴행성 질환을 쉽게 일으키게 되며, 여자인 경우는 불임증과 기형아를 출산하기도 한다.

1. 급성 합병증

1) 고혈당성 혼수

　심한 스트레스·심한 질병·과식·인슐린부족·췌장에 염증이 생겼을 때 주로 나타나는 증상으로, 혈당이 올라가면서 다뇨·구토·설사·복통 등의 위장장애와 함께 탈수현상을 일으키며 몸이 무기력해지고 심하면 혼수상태에 빠질 수 있다.

일부 환자는 반신마비나 경련 또는 언어장애 등의 증상이 나타나 뇌졸중으로 오인하는 경우도 있다. 응급처방으로는 수분이나 전해질·인슐린을 공급해준 후 즉시 병원으로 옮겨야 한다.

2) 저혈당성 혼수

정상인은 일반적으로 공복수치 70~100mg/dℓ, 식후 2시간수치 70~140mg/dℓ를 유지하지만 당뇨가 심하면 70mg/dℓ 미만으로 혈당수치가 떨어져 저혈당 증상이 오는데, 증상이 느껴지는 수치는 사람마다 일정치가 않으나 50mg/dℓ 이하로 떨어지면 혼수상태가 오는 경우도 있다.

저혈당 증세는 인슐린이나 혈당강하제를 너무 많이 복용했을 때, 운동량이 너무 많거나 공복상태에서 운동했을 때, 식사시간이 너무 늦어졌을 때, 과음을 했거나 공복에 음주를 했을 때, 설사나 구토가 심할 때 주로 나타난다.

심한 허기증과 온몸이 떨리고 식은땀이 나며 심장이 뛰고 불안해지며 기운이 없고 얼굴이 창백해지며 손발 끝이 저려오고 매스꺼움·어지러움·시력장애·무의식·뇌손상 등으로 혼수상태에 빠질 수 있다.

혼수상태가 2~3시간 지속되면 뇌손상으로 식물인간이 되거나 뇌졸중·심장손상이 올 수도 있다. 응급처방으로는 설탕·꿀·과일 주스 등 당분을 공급해 준 후 즉시 병원으로 옮겨야 한다. 의식이 없는 경우에는 포도당이나 글루카곤주사를 맞아야 한다.

3) 케톤산 혈증

인슐린 부족상태가 지속되면 세포에서 에너지로 쓰게 될 당분이 부족하여 체내에 있는 지방질을 분해하여 에너지로 사용하게 된다. 이때 지방이 불완전하게 연소되면서 생성되는 몸에 나쁜 산성물질인 케톤산이란 부산물이 혈중에 많아져서 체액이 산성으로 변하면서 탈수가 심해 입이 마르고 호흡과 심장박동이 빨라지며 구토·복통·혼수상태에 빠지거나 의식을 잃을 수 있다. 응급처방으로 수분이나 전해질·인슐린을 공급해 준 후 즉시 병원으로 옮겨야 한다.

2. 만성 합병증

고혈당 상태가 오래 지속되면 신경이 손상되고 혈관 벽이 약해지며 혈액이 끈적끈적하게 탁해져서 혈액순환이 나빠지므로 영양공급이 불완전하게 된다. 포도당이 제대로 체내에 흡수되지 못하여 에너지 부족현상으로 체력이 떨어져 각종 대사장애를 일으키게 되고, 여러 가지 장기가 기능을 상실하게 되며 이로 인하여 면역력이 떨어져 합병증이 오게 된다.

대사성 만성질환은 모두 식원병이며, 모든 식원병은 당뇨와 함께 합병될 수도 있지만 당뇨와는 무관하게 발병될 수도 있다. 식원병은 모두 췌장의 기능저하가 원인이기 때문에 고혈압 환자는 고혈압만 치료해서는 안 되고 동맥경화나 심장병 치료가 동시에 이루어져야 하며, 당뇨에는 혈당강하제보다 췌장을 쉬게 하고 그 기능을 올려줄 수 있는 식습관을 바꾸어야 한다.

1) 망막증과 백내장

망막증은 망막에 이상이 생겨 시력이 떨어지거나 시력을 상실하게 되는 경우를 말한다. 카메라 필름에 해당되는 망막은 눈의 가장 안쪽에 물체의 상이 맺히는 곳으로서 망막의 혈관 벽이 약해져 늘어나거나 혈관에 체액이 새거나 또는 부어올라 침전물이 만들어진다. 더러는 초점에 황반이 맺혀 시력이 떨어지는 경우도 있다.

망막증은 통증이 없어 발견이 쉽지 않으므로 눈이 침침하거나 시력이 떨어질 때는 검사를 받아보는 것이 좋다. 신생혈관이 망막에서 파열되고 초자체로 출혈되어 빛이 들어오지 못하여 망막이 일그러지거나 망막이 떨어져나가 시력을 완전히 상실하게 되기도 한다.

백내장은 카메라 렌즈에 해당되는 수정체가 혼탁해지거나 뿌옇게 되고 마침내는 수정체 수술을 받거나 도수 높은 렌즈로 바꿔야 한다. 당뇨성 백내장은 50~70세의 연령층에 많이 일어나는데, 이는 노인성 백내장과 구별이 잘 안 되며 남자보다 여자에게 많고 고령

일수록 증가하는 백내장 환자의 대부분은 당뇨가 중증이거나 혈당 조절이 안 되는 사람들이다.

2) 성기능장애

남자인 경우엔 대부분 발기부전이 많고 정력감퇴 · 정자생성감퇴 · 고환위축 등이 오게 되며, 여성인 경우엔 임신율이 저하되고 불임증 · 불감증 · 습관성 유산 · 생리불순 등이 오게 된다. 그 원인은 당뇨로 인한 대사장애 · 혈액순환장애 · 내분비호르몬장애 등에 의한 것이다.

반대로 지나친 성생활은 신장의 정기를 허약하게 하여 당뇨를 유발시킬 수가 있다. 인체의 호르몬은 모두가 진액인데, 정액도 호르몬이며 진액이다. 옛말에 "진이 다 빠지면 죽는다."는 말이 있는데, 인체에서 진액을 너무 남용하면 정기가 허약하게 된다.

3) 피부질환과 신경성 질환

당뇨가 있으면 알레르기 체질이 되기 쉽고 아토피 · 여드름 · 기미 · 무좀 · 습진 등이 잘 생긴다. 성기 주위에 생기는 습진은 거의 당뇨성 습진이며, 몹시 가렵고 피부가 두꺼워지고 검붉어지며 거칠어진다.

고혈당 상태가 오래 지속되면 말초신경의 신경섬유와 신경막이 손상되어 감각이 무디어지거나 손 · 발 · 팔 · 다리까지 짜릿짜릿하거나 화끈거리고 따끔따끔해지는 등 저림 증상이 나타난다. 하지근 육수축으로 장단지의 경련 등 근육의 경련과 신경통을 일으키기도 한다.

자율신경이 손상되면 땀샘이나 모세혈관, 각종 장기를 관장하는 자율신경계가 손상을 받아 장기의 기능을 저하시킨다. 누웠다 일어날 때 혈압이 떨어져서 어지러움을 느끼고, 심하면 의식을 잃게 된다. 변비나 설사 등 소장과 대장장애·변실금·요실금 등의 배뇨장애·성기능장애·소화불량 등 다양한 증세가 나타날 수 있다.

4) 고혈압

동맥경화에 의해서 고혈압이 되는 경우도 많다. 동맥이 경화된다는 것은 혈액이 탁하고 진하여 전신에 혈액순환이 잘 안 되고 포화지방산·나쁜 콜레스테롤·석회질 등이 혈관 벽에 쌓여 혈관이 좁아지며 동시에 혈압을 상승시켜 고혈압을 일으키는 것인데, 혈압강하제를 사용하여 일시적으로 혈압을 내리고는 있지만 혈압강하제만으로는 경화된 혈관을 완전히 청소할 수 없기 때문에 고혈압 자체를 근본적으로 해결할 수는 없는 것이다. 오히려 경화되고 좁아진 혈관에다가 혈액의 순환을 촉진시키는 관계로 위험도가 높아질 수 있다.

가장 좋은 방법은 섬유질이 많은 식품으로 식단을 바꾸어 피를 맑게 해주고 고지혈증을 미연에 방지하는 것이 올바른 고혈압 치료방법일 것이다.

또한 소금이 고혈압을 일으키는 원인물질이라 하여 섬유질을 깎아내 버린 백미를 먹으면서 소금을 먹지 않는다면 소금부족현상을 일으켜 혈액은 정상적인 기능을 발휘할 수 없다. 혈액의 약 0.9%는 염분이기 때문에 이것이 부족하면 음식물의 소화에 꼭 필요한 위액은 소화력을 염산에 의존하므로 소화기능이 약화될 수밖에 없다.

5) 뇌졸중(중풍)

뇌졸중은 뇌혈관이 혈전으로 막혀 산소와 영양공급을 받지 못하여 뇌세포가 죽어가는 뇌경색과 뇌혈관이 파열되어 혈액이 뇌를 손상시키는 뇌출혈로 구분된다.

뇌졸중은 회복 후에도 정신장애나 보행장애 · 의식장애 등의 후유증이 생길 수 있으므로 전 단계 증상인 두통 · 현기증 · 구토 등의 증상이 반복되면 치료를 서둘러야 한다.

뇌졸중 환자 중 80%는 뇌경색이고 20%는 뇌출혈인데, 대부분 죽거나 깨어나도 식물인간이나 반신불수가 된다. 그리고 뇌혈관이 막히지도 않고 파열되지 않았는데도 나쁜 콜레스테롤이 끼어서 혈관이 좁아지거나 혈액이 탁해지면 영양공급이 나빠져 기억력이 점점 떨어지는데, 이것이 오래되면 치매로 이어진다.

6) 동맥경화

인슐린은 포도당을 세포로 들어가게 하는 일 외에 또 다른 일을 하는데, 혈관 벽 속에 존재하면서 혈관 벽의 탄력성을 유지해 주는 일을 한다. 인슐린이 부족하니까 혈관 벽은 그 탄력성을 잃고 경화 현상으로 발전해 갈 수밖에 없으며, 이것이 곧 인슐린 부족에 의해서 생기는 동맥경화이다.

물론 혈관이 노쇠해도 올 수 있고, 나쁜 콜레스테롤이 과다하게 혈관 벽에 부착되어 있어도 올 수 있으며, 동맥을 수축시키는 스트레스나 흡연도 경화를 유발시킬 수 있다. 외부로부터 들어온 각종 중금속물질이 혈관 벽에 유착되어도 동맥의 경화현상은 일어난다.

이와 같이 동맥경화가 진행되면 심장의 관상동맥경화도 일어나 협심증과 심근경색을 유발시켜 뇌동맥의 경화는 뇌졸중을 일으키고 고혈압이나 각종 혈관 계통의 장애·당뇨성 신증·망막증 등을 일으키기도 한다. 동맥경화는 일단 발생하면 원상으로 회복되기가 어렵다.

7) 신장병

신장으로 연결되는 동맥이 굳어져 동맥경화증이 일어나 신장 내의 모세혈관이 손상을 받아 발생하는 것으로서, 배뇨 시 충분히 방광을 비우지 못하게 되어 방광에 소변이 차 있거나 오래 머물면 세균이 감염되며 물과 염분의 정체로 인하여 체중증가와 발목주위가 붓는 부종이 나타나기도 한다.

신장의 막이 손상을 받으면 단백질을 걸러내지 못하고 소변으로 단백질이 빠져나가는 요(尿)단백이 생기며, 방치하면 요단백의 양이 점차 늘어나 심하면 노폐물이 배설되지 않는 요독증이 발생하여 결국에는 만성 신부전의 상태가 되어 혈액투석이나 신장이식을 해야 하기도 한다.

증상으로는 매스꺼움·구토·식욕감퇴·피로감·가려움증·근육경련·빈혈 등이 있으며, 감기에 자주 걸리거나 과로·과음·과식·단백질을 과잉섭취하는 사람은 주의해야 한다. 당뇨성 신증으로 단백뇨가 나올 때는 단백질을 과하게 섭취하는 것이 신장에 부담을 주게 되므로 저단백 식사를 해야 하며, 당뇨성 신증에 고혈압이 동반되면 신증의 진행이 가속화되므로 혈압조절을 잘 해야 한다.

8) 심장병

말초혈관에 부분적으로 혈류가 차단되면 경련·무력증·보행 시 통증이 나타나고, 관상동맥에 혈류가 줄어들면 협심증이 발생하며 심하면 심근경색증이 발생한다.

뇌혈관에 부분적인 혈류차단일 경우에는 일과성 허혈발작이 나타나지만 심하면 뇌졸중이 발병한다. 심장병은 동맥경화가 원인이며 심장을 양육하는 관상동맥의 경화로 인하여 발병하는데, 협심증과 심근경색증이 대표적인 합병증이다.

심장은 수축과 이완운동으로 하루 4톤가량의 혈액을 인체의 각 기관과 조직에 공급하고 있다. 관상동맥이 협착하여 각종 필수인자의 공급이 원활치 못하면 심장에 통증을 일으키며, 안면이 창백해지면서 가슴이 조여드는 듯하고, 하품을 자주 하며 식은땀을 흘리는 증세를 보이는 협심증이 된다.

이 증세가 발전하여 관상동맥의 내막궤양을 일으켜 그곳에 혈액이 고여 부위가 커지면 동맥혈관이 막혀 심장근육의 일부가 아사상태에 들어가는데 이것을 심근경색증이라 한다. 이 병의 증세는 협심증보다 강하고 긴 시간 동안 심장 부위에 심한 통증과 식은땀이 나며 부종이 오고 호흡곤란을 일으키며 심한 경우 호흡중단으로 사망하는 급성현상이 나타나기도 한다.

9) 족부괴저(足部壞疽)

족부괴저는 혈관장애로 인해 혈액순환이 되지 않고, 세균에 대한 저항력이 약해 가벼운 상처에도 족부궤양 등 심하면 발을 절단까지 하게 되는 당뇨합병증 가운데 가장 무서운 합병증이다.

이는 당뇨가 중증일 때 생기며 이 병에 걸리면 손이나 발끝이 시커멓게 썩어 들어간다. 말초혈관이 막혀 산소공급이 안 되었을 때 조직이 썩어 들어가는 증세를 보이며, 외상·화상·화농이 생겼을 때는 즉시 치료를 받아야만 한다.

족부괴저는 50세 이후의 환자에서 많이 나타나며, 염증·수포·궤양 등을 일으키며 열이 나고 심한 경우 생명을 잃기도 한다. 때로는 패혈증을 일으키기도 하며, 족부괴저의 악화를 방지하기 위해서는 당뇨관리를 철저히 해야 한다.

안정을 취하고 발가락이 괴사한 경우 발을 위로 높게 올려 수면을 취하고 항상 청결한 상태를 유지하며 위생에 힘써야 한다.

당뇨의 종류

당뇨의 종류는 1형 당뇨 · 2형 당뇨 · 임신성 당뇨 등 크게 세 가지로 분류하고 있지만, 실제로 관리에 들어가면 같은 형의 당뇨일지라도 그 대처 방법이 천차만별이다. 같은 종류의 당뇨일지라도 개개인의 환경에 따라 그 관리방법이 모두 각각 다르다.

1. 1형 당뇨(인슐린 의존형 당뇨)

1형 당뇨는 전체 당뇨인구의 5% 이하이다. 급성이며 주로 어린 나이에 많이 발생한다고 하여 '소아형 당뇨'라고도 하지만 때로는 성인에게 가끔 발생하기도 한다. 선천성 또는 바이러스 침입이나 췌장의 손상으로 인해 랑게르한스섬 베타세포가 파괴되어 인슐린의 분비가 되지 않거나, 분비되더라도 그 양이 격감하여 인슐린으로 관리를 해야 하기 때문에 '인슐린 의존형'이라고도 한다.

2. 2형 당뇨(인슐린 비의존형 당뇨)

2형 당뇨는 주로 성인층에서 많이 발생한다고 하여 '성인형 당뇨'라고도 하지만 더러는 어린이에게도 드물게 발생하며 인슐린 분비는 그런대로 된다고 하여 '인슐린 비의존형'이라 부르기도 한다. 2형 당뇨는 전체 당뇨인구의 약 80% 이상으로써, 이중에서 약 30% 정도가 '인슐린 부족형 당뇨'이고 약 70% 정도는 '인슐린 저항성 당뇨'라고 보면 된다. '인슐린 저항성'이란 췌장에서 인슐린이 정상으로 분비되더라도 분비된 인슐린이 제 기능을 다하지 못하는 당뇨, 즉 세포막의 인슐린 수용체가 인슐린의 수용을 거부하여 생기는 당뇨를 말하는 것이다.

2형 당뇨는 초기에는 자각증상이 별로 없다가 3~10년 후 병이 악화되고 나서야 증세가 나타나므로 가족력이 있는 사람이나 비만인 사람 등 당뇨가 의심될 만한 사람은 조심해야 한다.

3. 임신성 당뇨

임신 전이나 출산 후에 발생한 당뇨는 임신성 당뇨가 아니며, 임신의 시작과 동시에 또는 임신 중에 발생한 당뇨를 임신성 당뇨라고 한다. 임신을 하게 되면 신체적 변화로 태반 호르몬이 분비되어 인슐린의 작용을 방해하기 때문에 혈당이 올라간다.

임산부의 약 3%가 발생하며, 출산 후에는 태반에서 분비되던 호르몬이 중단되므로 대부분 정상으로 회복되지만, 5~10년 후에 30~40%가 당뇨로 이어지기 때문에 임신 중에는 혈당수치를 정상으로 유지해야 하며 조절에 실패할 경우 태아 사망이나 선천성 기형아의 출산율이 높으므로 각별히 주의해야 한다.

비만·고혈압이 있거나 요당이 나오는 산모, 당뇨의 가족력이 있거나 거대아·기형아·사산아를 출산한 경험이 있는 산모는 임신 중에 주기적으로 혈당검사를 하여 조기발견을 하도록 해야 한다. 임신 24~28주 사이에 공복혈당이 105mg/dl 이상일 때, 100g의 포도당을 마신 후 1시간혈당이 190mg/dl 이상, 2시간혈당이 165mg/dl 이상, 3시간혈당이 140mg/dl 이상 가운데, 2개 이상에 해당될 때를 임신성 당뇨라고 한다.

당뇨의 원인

 당뇨는 췌장 한 가지만 고장이 나서 오는 것이 아니다. 오장육부의 대사활동 전반이 불량하여 피가 탁해지고 혈관기능이 저하되어 몸 전체의 조화와 균형이 깨졌을 때 오는 것이다. 특히 췌장·신장·간장은 서로 밀접한 유기적인 관계를 유지하고 있으므로 이 중에서 어느 한 가지라도 손상을 입는다면 연쇄적으로 다른 장기도 나빠지게 되는 것이다.

 '인과의 법칙'에서도 원인을 해결하지 않고서는 결과의 해결이란 있을 수 없다고 했다. 전쟁을 끝내면 평화가 오고 불행을 막으면 행복이 오듯, 당뇨의 원인을 제거하면 당뇨는 저절로 사라진다.

 당뇨의 원인은 흔히 선천적 요인과 후천적 요인으로 말하지만 두 가지 모두가 복합된 경우가 더 많다. 선천적 요인이야 어쩔 수 없지만, 후천적 요인은 유비무환의 자세로 미리미리 챙긴다면 소 잃고 외양간 고치는 일은 없을 것이다.

1. 선천적(유전적) 요인

 세상에 유전되지 않는 것은 별로 없는 것 같다. 큰 수술을 할 때 필요한 유전자·혈액형·신체조직 등도 검사를 해보면 남들보다는 부모형제간의 것이 가장 비슷하지 않는가?

심지어 성격·목소리·걸음걸이·머리카락·발톱까지도 부모를 많이 닮는데 각종 질병도 당연히 유전성이 크게 영향을 미칠 것이라고 본다.

통계에 의하면 부모 모두 당뇨가 있으면 자녀의 발병률이 약 60% 정도 되고, 한쪽 부모만 있을 경우는 약 30% 정도가 유전적 요인으로 발병되며, 부모 모두 당뇨가 없는 경우에도 약 10% 정도가 후천적 요인으로 발병한다고 한다.

이것을 보면 선천적 요인이 있더라도 후천적 요인을 피하면 당뇨를 예방할 수가 있고, 반대로 선천적 요인이 없더라도 후천적으로 무절제한 생활을 한다면 당뇨를 막을 수가 없다는 얘기가 된다.

2. 후천적(환경적) 요인

1) 과도한 스트레스와 심한 피로(疲勞)

불안·불만·좌절·분노·짜증 등 과도한 스트레스와 심한 피로는 체내의 신진대사 기능을 저하시켜 면역력을 약화시키고 자연치유력을 떨어뜨린다.

부신피질 스트레스 호르몬이 분비되면 포도당이 혈관으로 급격히 유입되어 고혈당을 일으키고 이로 인해 췌장에서는 인슐린 분비를 감소시키고, 세포에서는 인슐린 저항성을 유발시켜 당뇨가 초래되며 만병의 근원이 되기도 한다.

적당한 스트레스는 자극과 긴장감을 유발하여 건강을 유지하는데 윤활유와 같은 역할을 하고 외부세력의 위험으로부터 대항하여 안전을 지켜주지만, 과도한 스트레스가 장기간 지속될 경우 교감신경을 긴장시켜 노화를 촉진시키고 활성산소와 나쁜 콜레스테롤 수치를 높여 각종 만성질환의 원인이 되기도 한다.

스트레스는 췌장의 알파세포를 자극시켜 글루카곤을 많이 만들어내게 되고 이로 인해 글루카곤이 혈중의 당을 높이게 되며, 아드레날린이 분비되어 체내에 저장해 두었던 글리코겐을 분해시켜 혈당을 높여 당뇨를 유발시킨다.

교감신경과 부교감신경으로 나누어지는 자율신경계는 우리가 살아가는데 있어서 심장이 박동하고, 소화기관과 호흡기관·생식기관이 움직이며, 감각기관을 조절하여 보고 듣고 말하고 느끼고 판단하는 등의 모든 부분에 영향을 미치고 조절하는 신경계이다.

이런 가운데 교감신경이 항진되면 림프구에 비해 과립구가 과잉 활성화되고 부교감신경이 저하되어 당뇨를 유발시키는 주요원인이 된다.

■ 쥐의 암 발병률 실험

구분	실험 적용방법	결과
A그룹	계속 스트레스 상태	80% 암 발병
B그룹	계속 안락 상태	50% 암 발병
C그룹	스트레스와 안락을 수시로 교차	25% 암 발병

〈세계 자연건강협회 자료〉

2) 체내 유해독소 축적과 영양불균형

장내 유해균이 증식되거나 또는 섭취한 음식물이 완전히 소화되지 않고 덜 소화된 상태로 장에 유입되었을 때는 유해가스와 유해독소가 발생하며, 이 독소는 혈액을 타고 전신에 축적되어 당뇨의 원인이 된다.

또한 토양·공기·물의 오염과 식품 속에 포함된 방부제·농약·색소·중금속 등으로 인한 각종 유해물질이 몸 밖으로 배출되지 않고 체내에 축적됨으로써 당대사가 나빠지게 되고 저항력이 떨어져 각종 장기에 심각한 장애를 주게 되는 것도 당뇨의 원인이다.

당뇨는 영양섭취가 너무 많아도 올 수 있고 너무 부족해도 올 수 있다. 즉, 5백식품(五白食品 : 흰쌀·흰밀가루·흰설탕·흰소금·흰조미료)·인스턴트식품·육류식품, 또는 당질·단백질·지방질을 과잉섭취 했을 때, 반대로 효소·섬유질·미네랄·비타민을 부족섭취 했을 때 영양과잉 또는 영양부족으로 당뇨가 온다.

휘발유를 연료로 사용하는 자동차에는 휘발유를 주유해야지 경유를 넣고 운행을 했다면 그 자동차는 어떻게 되겠는가? 사람도 마찬가지이다. 사람은 원래 씨눈 달린 곡식류와 채소류·버섯류·해조류·과일류 등을 주로 먹는 것이 올바른 식사방법이었다.

그러나 서구식 음식문화가 들어오면서부터 곡식은 씨눈과 섬유질을 모두 깎아내 버린 정백식품(精白食品)으로 변하였고, 굽고 튀기는 육류식품 위주로 식단이 바뀌었으니 이로 인한 영양불균형으로 당뇨와 같은 대사성 질환이 급증하게 되었다.

식품 속에 들어 있는 섬유질이 췌장에서 분비되는 인슐린의 분비 속도를 조절하기 때문에 섬유질이 들어 있는 천연의 식품들은 췌장에 무리를 주지 않으나, 섬유질이 없어서 소화시간이 빠른 정백식품은 혈중의 포도당 농도를 급격히 상승시키며 이 포도당을 에너지로 바꾸기 위해서는 인슐린이 짧은 시간에 대량으로 분비되어야 하기 때문에 췌장은 자연히 무리한 활동으로 쇠약해질 수밖에 없다.

결국 췌장의 인슐린 분비기능이 약화되어 혈중에 들어온 포도당은 세포 내로 흡수되지 못하고 대사되지 않은 채 소변으로 배설되며, 이렇게 되면 포도당 부족으로 인한 3다1소(三多一少) 현상이 반복되는 것이다.

3) 운동부족

운동이 부족하면 비만을 초래하고 근육을 약화시키며, 체내의 모든 신진대사와 혈액순환이 원활하지 못해 저항력이 떨어져 당뇨가 초래된다. 비만인 경우 80%가 당뇨로 발병될 가능성이 있다.

4) 불규칙한 생활습관과 틀어진 골격

불규칙한 생활습관은 인체의 생체리듬을 깨트려 신진대사에 혼란을 주기 때문에 당뇨를 유발시키는 큰 요인이 되므로 항상 과로하지 않는 범위에서 규칙적인 생활을 유지해야 한다. 또한 몸을 차게 하거나 척추골격이 비틀어져 있는 것도 당뇨를 유발시킬 수 있다.

그 외 부신피질 호르몬제·갑상선 호르몬제·뇌하수체 호르몬제·경구용 피임약·스테로이드제제·소염진통제·혈압강하제·이뇨제 등의 약물남용이나 장기복용도 당뇨를 유발시킬 수 있으며, 호르몬의 분비 이상·임신·외과적 대수술·노화현상·바이러스 등으로도 당뇨가 올 수 있다.

3. 당뇨는 자동조절 시스템이 고장난 것이다

인체는 정교한 자동조절 시스템으로 운용되고 있는데, 혈당을 자동조절해 주는 시스템이 정상적으로 작동할 때는 혈액 속에 아무리 당분이 많아도 췌장에서 인슐린이 분비되어 혈당상승을 억제해 주고, 당분이 부족할 때는 글루카곤이 분비되어 혈당이 내려가는 것을 막아 주어 항상 일정 수준의 혈당치를 자동으로 유지하게 해 준다.

하지만 당뇨가 있는 사람은 혈당의 자동조절 시스템이 고장 나서 혈액 속에 포도당이 많으면 많은 대로, 적으면 적은 대로 고혈당·저혈당의 불균형 상태가 계속 된다. 이럴 때 혈당이 높으면 낮춰줘야 하고 낮으면 높여줘야 하는데, 이 혈당 자동조절 시스템이 고장 나면 모든 것을 수동으로 맞춰줘야 한다.

수동조절 방법으로는 약물요법과 자연요법이 있는데, 약물요법은 당뇨를 근본적으로 해결하는 것이 아니라 임시방편의 응급수단으로, 장기간의 약물요법은 저혈당이나 또 다른 합병증을 유발할 수가 있으므로 1년 이상 장기간의 약물복용은 하지 않는 것이 좋다. 자연요법은 췌장기능과 인슐린 저항성을 개선시켜 자동조절 시스템을 되살아나게 하므로, 수치가 높을 때는 약물요법과 자연요법을 병행하다가 수치가 200㎎/㎗ 이하로 안정되면 자연요법으로만 관리하는 것이 좋다.

당뇨의 예방

본래 사람의 몸에는 자기방어 시스템이 있어서 병이 나더라도 건강한 상태로 환원시키려는 성질(항상성)이 있으나, 자신의 몸을 무리하게 혹사시키면 면역력이 떨어지고 자기방어 시스템이 무너져 각종 질병이 발병되고 악화되는 것이다.

정기적인 검진으로 조기에 발견하는 것도 한가지의 방법이겠지만, 그보다는 일상생활에서 올바른 생활습관을 지속적으로 유지한다면 더 확실한 예방이 될 수 있을 것이다.

1. 과도한 스트레스와 피로 방지

지나친 욕심이나 노여움 · 미움 · 불평불만 등으로 신경을 많이 쓰면 교감신경이 긴장되어 스트레스가 쌓이지만 과로(過勞)를 해도 스트레스가 축적된다.

육체적인 병은 마음의 병이므로 아무리 좋은 음식과 좋은 약을 먹는다 하더라도 마음이 상하면 육체도 상하게 마련이다. 스트레스는 한번 쌓이기 시작하면 걷잡을 수가 없도록 증폭되기 때문에 늘 여유로운 마음으로 한 템포 느리게 살아야 한다.

스트레스에서 벗어나려면 늘 기분 좋은 긍정적인 사고로 욕심을 버리고 보람 있는 일을 해야 한다. 또 취미생활을 즐기거나 운동을 생활화하며 명상을 자주 하는 것도 좋다.

명상은 근육이완으로 뇌의 혈액순환을 원활하게 하여 호흡·뇌파·심장박동이 안정되고 엔도르핀이 분비되어 스트레스 방지에 아주 좋다.

2. 체내 유해독소 제거와 균형 잡힌 영양섭취

환경오염에서부터 이제는 온갖 식품마저 유해물질로 오염되어 정말 어떤 식품을 어떻게 먹어야 할지 겁이 난다. 그렇다고 지구를 떠날 수도 없고 안 먹을 수도 없으니 되도록이면 자연식품을 섭취하도록 노력하고 맑은 공기와 좋은 물을 마실 것이며, 섬유질과 효소·미네랄·비타민을 충분히 섭취하면 체내의 유해물질을 몸 밖으로 배출시키는데 많은 도움이 된다.

당분이 혈당을 올리는 영양소이니까 당뇨가 있으면 당분을 무조건 적게 먹어야 하는 것으로 알고 있는데, 이것은 잘못된 상식이다. 그렇잖아도 포도당이 체내로 흡수되지 못하고 소변으로 빠져나가 먹어도 먹어도 배가 고프고 에너지가 부족하여 기진맥진한데 당분 섭취를 무조건 줄여서야 되겠는가? 당분의 섭취를 줄일 것이 아니라 섭취한 당분을 소모하도록 해야 한다.

자동차는 휘발유가 연료이고 우리 몸은 포도당이 연료인데 자동차나 사람이나 연료가 없으면 어떻게 움직이겠는가? 사람이 정상적으로 활동하려면 에너지의 원료인 당분(연료)을 충분히 공급해 주어야 한다. 그러나 당뇨가 있으면 포도당이 세포 속으로 들어가는 양이 적기 때문에 한꺼번에 많은 음식을 먹으면 일시적으로 지나치게 포도당이 만들어져 혈당수치가 급상승하므로 조금씩 여러 번 나누어(하루에 4~5끼 정도) 먹는 것이 좋다.

한꺼번에 많은 양의 포도당이 만들어지면 그에 맞춰 인슐린도 많은 양을 한꺼번에 분비해야 하기 때문에 췌장은 혹사를 당하고, 이것이 반복되었을 때 췌장은 자기의 한계를 이기지 못해 지치고 만다. 고혈당 상태가 지속되면 혈액이 끈끈하게 되어 혈액순환장애가 오며, 혈액으로부터 영양물질을 받아 대사기능을 하는 모든 장기나 기관에 고장을 일으켜 각종 합병증이 오게 된다.

그래서 정상체중인 사람에 비해 비만형인 사람이 당뇨에 걸릴 확률이 훨씬 더 높다. 과다하게 살이 찌면 체중유지를 위해 음식을 많이 먹게 되고 당분섭취가 많아지게 되어 이로 인해 인슐린의 과소비를 초래하게 된다. 이렇게 되면 췌장과 간장·신장·비장이 혹사당해 당뇨가 오는 것이다.

비만을 막으려면 과음과 과식을 피해야 하고, 영양부족과 균형 잡힌 영양섭취를 위해서는 편식을 하지 말아야 한다. 5백식품을 비롯한 인스턴트식품·육류식품의 과잉섭취를 줄이고, 췌장에 무리를 주지 않는 효소·섬유질·미네랄·비타민이 풍부한 씨눈 달린 곡식류와 채소류·버섯류·해조류·과일류 등 천연의 자연식품으로 식생활을 개선하면 면역력을 강화시키고 자연치유력을 높여 당뇨를 예방할 수 있다.

3. 적당한 운동과 적당한 휴식

　운동을 하면 근육에서 물질대사가 왕성해지므로 많은 영양분이 필요하게 되며 심장박동이 강화되어 혈액량이 많아지게 된다. 이로 인해 혈관이 확장되어 좁아진 모세혈관까지 혈액순환이 원활하게 되고, 섭취된 칼로리를 적절한 운동으로 소비시켜 모든 신체기능의 균형이 유지된다.

　운동은 비만을 방지하고 인슐린에 대한 말초조직의 감수성을 높여 당 이용률을 증가시키고 지질대사를 정상화시켜 혈당조절에 도움을 주며 모든 성인병 예방에도 도움이 된다. 빠른 걷기·등산·달리기·줄넘기·국민체조·수영 등의 유산소운동을 생활화하고 적당한 수면과 휴식을 취하는 것이 좋으며, 과음(過飮)·과식(過食)·과로(過勞)·과민(過敏)·과색(過色) 등 '과(過)'는 피하고 모든 것은 적당히 알맞게 하는 것이 좋다. 매사는 과유불급(過猶不及)이니까.

4. 규칙적인 생활습관과 바른 골격 유지

　기상·취침·일·운동·휴식·식사시간·식사량 등 하루의 일상을 규칙적으로 하는 것이 좋다. 이를테면 아침 기상은 5~7시 사이에, 저녁 취침은 21~23시 사이로 정해 일찍 자고 일찍 일어나는 것이 좋다.

여름에는 덥게 생활하여 땀을 흘리고 겨울에는 추위에 견디도록 몸을 단련해야 면역력이 강해지고 자연치유력이 높아져 당뇨를 예방할 수가 있는데, 에어컨과 보일러를 너무 가까이하여 더위와 추위를 모르고 살면 몸의 저항력이 떨어진다. 봄·여름·가을·겨울, 계절의 기온에 적응하며 살아야 당뇨예방에 좋다.

24시간 일을 하고 24시간 쉬는 격일제 근무는 좋지 않으며, 밤에 일을 하고 낮에 잠을 자는 밤낮이 바뀐 업무형태도 좋지 않다. 인체의 생체리듬이 깨지기 때문이다.

나이를 먹었다고 해서, 또는 일이 없다고 해서 놀면 안 된다. 일이 없으면 게을러지기 마련이며 그로 인해 만병이 찾아온다. 취미생활이라도 만들어서 죽는 날까지 움직여야 한다.

대부분의 대사성 난치병은 피가 탁해서 생기는 경우가 많으므로 피를 맑게 하는 것이 만병을 해결할 수 있는 지름길이다. 몸이 차가우면 체액이 굳거나 뭉쳐지고 피가 탁해져 혈액순환에 지장을 초래한다. 몸을 따뜻하게 유지하는 것이 피를 맑게 하고 혈액순환을 원활하게 하여 면역력을 높여준다.

또한 척추의 각 추골이 제자리를 지키지 못하고 틀어지거나 휘어지면 신경이 압박을 받아 만병을 유발시키는 원인이 된다. 당뇨예방을 위해서는 바른 자세의 척추골격을 유지하는 것이 중요하다.

제3부
당뇨를 이긴 사람들의 이야기

3부의 글은 저자가 운영하는 당뇨클럽(www.hidang.com)에 올려져 있는 회원들의 체험기 중에서 일부를 발췌하여 옮긴 것이다. 회원들의 개인정보 보호를 위해 이름은 가명으로 하였다.

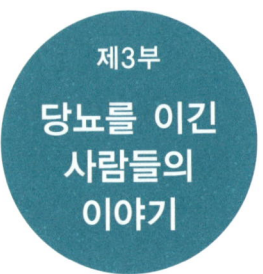

제3부
당뇨를 이긴
사람들의
이야기

　3부에 실린 글들은 저자가 운영하는 당뇨클럽(www.hidang.com)에 올려져 있는 회원들의 체험기 중에서 일부를 발췌하여 옮긴 것이다. 회원들의 개인정보 보호를 위해 이름은 가명으로 하였다.

● **고마운 나의 친구, 당뇨**(루치아 · 서울거주 · 여 · 43세)

　"감사합니다. 고맙습니다." 내가 당뇨클럽 백봉 선생님께 드릴 말씀은 이 말 밖에 없다. 좌절하고 절망하고 있을 때 당뇨클럽은 나에게 희망을 주고 등불을 밝혀 준 곳이다.

당뇨를 처음 알았을 때 나는 200~300mg/dl의 혈당수치를 기록했고, 키 160㎝에 몸무게 95kg에 육박하는, 한마디로 비만증 환자였다. 내가 당뇨에 걸렸다고 해서 누구를 탓하기보다는 나 자신을 돌보지 않은 나를 탓해야 하는데 그런 마음이 생기지 않았다.

그래서 방법을 찾아보기 위해 이곳저곳을 다니다가 당뇨클럽을 알게 되어 식이요법과 운동요법으로 하루에 10㎞를 걸었더니 한 달만에 몸무게가 10kg이나 줄어들었다. 당뇨약은 10일 정도 복용하다가 끊었다. 의사 선생님도 나보고 100점짜리 환자라면서 잘하고 있다고 열심히 하라고 하신다.

나는 원래 비만으로 고혈압·지방간 등으로 약을 먹고 있었는데, 병원에서 운동을 권유해도 하지 않고 식습관도 인스턴트식품·밀가루 음식 등을 과식하면서 살아왔다. 그런데 이제는 아니다. 당뇨클럽을 알기 전까지는 당뇨가 나에게 절망과 고통을 안겨주었지만, 이제는 이렇게 희망과 용기와 웃음을 되찾아 주었다.

당뇨를 처음 발견했을 때는 어찌 할 바를 몰라 그냥 울기만 했고, 때로는 당황하여 이렇게 방치한 내 자신을 원망도 해보고 주위 사람들에게는 짜증을 내기도 했다. 그런 일이 엊그제 같은데 벌써 3년이 지났다. 지내고 보니 마음먹기에 달린 것을 알게 되었다. 내가 정상적인 생활로 돌아가기만 하면 되는 것을, 이제는 행복하고 즐겁다. 발병 당시 200~300mg/dl이던 혈당수치가 1년 후에는 80~110mg/dl, 당화혈색소가 5.8%, 체중은 75kg으로 감량되었다. 당뇨·고지혈증·고혈압·지방간 등 내 몸에 생활습관병이란 것은 다 있었는데 이제는 그 모든 것에서 자유로워졌으니 꿈만 같다.

의사 선생님은 이제 당뇨는 없어졌다고 하시면서, 즐기면서 먹고 싶은 거 먹고 즐겁게 운동하고 스트레스 받지 말고 살면 평생 당뇨는 없을 거라시면서 축하해 주셨다. 처음에는 먹는 것도 엄격하게 절제했지만 지금은 그렇게 하지는 않고, 먹고 싶으면 가끔 삼겹살도 먹고 샐러드 바가 있는 패밀리 레스토랑에 가기도 한다.

3년쯤 되니 뭘 먹으면 혈당이 높게 상승되는지를 알 수가 있게 되었다. 떡 종류나 라면류를 먹으면 혈당이 급격히 상승하거나 떨어지는 속도가 느렸다. 과자 종류도 자제를 많이 하고, 원두커피는 마시지만 크림이나 설탕이 들어간 커피는 절대로 마시지 않는다.

나에게 있어 당뇨는 힘든 병이 아니라 축복을 준 친구였다. 만약 당뇨를 알지 못했다면 난 여전히 100kg에 육박하는 몸무게로 혈압약·지방간 약·고지혈증 약을 복용하면서 힘들어하며 살고 있을지도 모를 일이다. 둘째아이도 이 세상에 나오지 못했을 것이고…….

자연요법으로 살이 빠지니 자연히 임신이 되었고 예쁜 둘째를 낳고 보니 세상이 달라 보였다. 임신 중에도 하느님의 축복이 있어서인지 인슐린이나 약의 처방 없이 다른 보통의 산모처럼 임신 기간을 보내고 둘째를 얻었다. 비만으로 있었다면 절대로 있을 수 없는 일이었을 것이다.

어제는 병원에서 종합검사결과가 나왔다. 공복혈당 89mg/㎗, 식후 혈당 142mg/㎗, 당화혈색소 5.6%, 체중 65kg, 의사 선생님 말씀이 "당뇨 발견하고 3년 동안 단 한 번도 수치가 올라간 적이 없는 걸로 보아 평생을 약없이 건강하게 사실 것 같다."라고 하셨다.

평생 당뇨를 친구로 데리고 살아가야 한다는 부담감도 없는 것은 아니지만 즐겁게 살 것이다. 이젠 예전의 모습으로 돌아가고 싶지 않다. 열심히 노력하겠다. 3년 동안 당뇨 때문에 울고 웃고 했지만 이제 맘 편하게 즐기면서 살 것이다. 이런 방법을 알려준 당뇨클럽에 감사한다. 오늘은 너무 기뻐서 눈물이 난다. "백봉선생님, 정말 감사합니다."

● Bio-Z로 인슐린을 끊었다(박희숙 · 부산거주 · 여 · 58세)

나는 20년 가까이 교직생활을 해오다가 당뇨병과 합병증이 심하여 학교를 그만두고 15년을 당뇨병과 싸우고 있는 58세의 가정주부이다. 처음 당뇨병을 발견하고부터 계속 혈당강하제를 복용했었으나 수치가 잡히지 않아 3년 전부터는 인슐린으로 바꿔서 주사를 맞고 있는데도 좀처럼 수치가 200mg/dl 이하로 내려오지를 않았다.

합병증으로 시력이 떨어져 망막증 치료를 받기도 했고, 심근경색증으로 관상동맥 스턴트 삽입 시술까지 받았는데 혈당수치가 잡히지 않아 남보다 훨씬 더 많은 고생을 하였다. 지금은 손발이 차고 가끔 저리기도 한데 이것도 당뇨병으로 인한 합병증이라고 의사선생님은 말씀하신다.

의사선생님은 "환갑을 바라보는 연세인데 앞으로 악화되기는 쉬워도 호전되기는 기대하기가 어렵습니다. 식사조절과 운동에 좀 더 신경을 쓰셔야겠습니다."라고 조언을 하지만, 시집간 맏딸이 직장을 다니는 관계로 어린 외손주를 내가 돌봐야 하기 때문에 식이요법과 운동을 제대로 하기가 어려운 처지였다.

남편은 일찍 저세상으로 먼저 가고 여자의 몸으로 혼자서 자식 둘을 키우며 살다보니 경제 사정도 넉넉지 못한데, 이제는 몸도 말을 잘 듣지 않는데다가 하루 종일 외손주와의 시달림으로 몸은 점점 더 나빠지는 것 같았다. 자식들도 아직은 자리를 잡지 못해 근근이 가정을 꾸려가고 있는 실정이라 이러지도 저러지도 못하고 그저 자식들 눈치만 보고 사는 입장이었다.

이렇게 많은 걱정 속에서 살아가다 어느 날 우연히 인터넷을 검색하다가 당뇨클럽을 발견하게 되었는데 그 날의 당뇨클럽 발견이 나에게는 오아시스와도 같았다. 틈만 나면 당뇨클럽에 들어가서 살다시피 하며 사이트에 있는 내용을 꼼꼼히 메모하고 읽고 또 읽었다.

그로 인해 자연요법에 관한 많은 정보가 당뇨관리에 대한 이해에 도움은 되었지만 외손주 때문에 자연요법을 제대로 할 수가 없는 입장이라 '어떻게 하면 좋을까?' 라고 한동안 고민하다가, 최종적으로 나의 입장에서는 Bio-Z를 먹어보는 것이 가장 적합하겠다 싶어 Bio-Z를 판매하는 회사의 문을 두드리게 되었다.

여러 가지로 망설여지는 부분도 있었지만, 내가 할 수 있는 범위가 제한적이어서 눈 딱 감고 한번 믿어보자는 심정으로 찾아갔다.

상담결과 췌장의 기능을 개선시킬 수 있다는 말에 희망을 걸고 부푼 기대감으로 우선 3개월 치를 구입하여 먹었는데, 이게 웬일인가? 이틀을 먹고 나니 혈당수치가 배로 올라가 버렸다. 깜짝 놀라 구입한 회사에 항의를 했더니 Bio-Z를 처음 먹으면 호전반응으로 지금까지 있었던 병들의 증세가 일시적으로 잠시 더 악화될 수도 있다는 거다.

그것은 오히려 좋아지려는 징조이니 걱정하시지 말고 계속 드시라고 말하기에 약간은 미심쩍었지만 그 말을 믿고 그대로 먹었다. 조심스럽게 걱정을 하면서 먹었는데 그 후 별다른 반응은 나타나지 않았고 수치도 더 이상은 올라가지 않았다. 2주일쯤 지나니까 조금씩 수치가 움직이기 시작하더니 두 달 뒤부터는 눈에 띄게 내려왔다. 다시 3개월 치를 더 구입하여 먹었는데, 4개월쯤 되어서는 수치가 170mg/dℓ까지 내려와 의사 선생님과 의논하여 인슐린을 10단위에서 8단위로 낮추었다.

그런데 한 달이 지나도록 수치가 더 이상 오르지 않아 의사 선생님에게 "인슐린을 한번 끊어 보면 어떨까요?"하고 제안을 했더니 "병원에서 시키지 않는 일은 하시지 마세요. 그러면 본인이 의사하지 뭐 하러 병원에 옵니까?"하면서 불쾌하게 면박을 주었다. "예, 알겠습니다." 아무 대꾸도 못하고 벙어리가 된 채로 병원을 나왔는데, 속으로 약간의 호기심이 발동하여 의사가 그러든 말든 혼자서 인슐린을 끊어 보았다.

인슐린을 끊고 두 달이 지났는데도 수치의 변화가 크게 없어 병원에 가서 검사를 했더니 당화혈색소 7.0%가 나왔다. 의사 선생님은 고개만 갸우뚱거릴 뿐 결과를 의심하는 눈치였다.

"그동안 2개월간 병원에 오시지도 않고 인슐린을 처방해 가지도 않았는데 수치가 참 좋으시네요? 이 정도면 인슐린 투약은 일단 보류를 하고 먹는 약으로 바꾸어봅시다." 하며 먹는 약을 처방해 주면서 한 달 후에 다시 검사해보자고 하였다.

　그러나 나는 병원을 나오면서 처방전을 휴지통에 버리고 약을 구입하지 않았다. "이왕 도전하는 거, 백봉선생님의 말씀대로 병원약을 끊고 자연요법으로 해보자."라는 자신감과 오기가 발동한 것이다.

　약을 먹지 않고 한 달 후 다시 검사를 했을 때 당화혈색소가 6.7%로 나왔다. 의사 선생님은 그제야 "이제는 인슐린을 끊겠습니다. 그러나 먹는 약은 계속 드셔야 합니다."하면서 먹는 약을 또 처방해 주기에 기어들어가는 목소리로 "선생님, 실은 저번에 처방해 주신 약을 잊어버리고 안 먹었어요."하며 눈치를 살폈더니 놀란 표정인지 어이없다는 표정인지 한참을 머뭇거리다가 "이 약도 그럼 안 드실꺼요? 나참!" 하며 화난 말투로 쏘아붙이기에 "예, 이번에는 잘 먹을게요." 하며 슬금슬금 뒷걸음으로 진료실을 나와 처방전은 또 휴지통에 버렸다.

　인슐린과 결별하고, 먹는 약도 안 먹고, 그로부터 1년, 다니던 병원에는 미안해서 못 가고 다른 병원에서 검사를 했다. 공복혈당 108mg/dℓ, 식후 혈당 157mg/dℓ, 당화혈색소 6.1%로 나왔다. 그날따라 하늘은 유난히 맑았고 마음은 뛸 듯이 기뻤으며 몸은 하늘을 날 듯 가벼웠다.

　식이요법과 운동을 철저히 지키지 못하면서 흉내만 내고 Bio-Z만 먹고 있는 것뿐인데, 손발 저림 증세도 없어지고 혈압도 정상으로 잡히고 시력도 좋아지고 몸의 컨디션도 아주 좋아졌다. 참으로 놀라운 일이라 지금의 심정을 글로 다 표현할 수가 없다. 당뇨클럽에 다시 한 번 고맙다는 인사를 드리고, 당뇨로 고생하시는 회원님들이 나의 글을 읽고 용기를 가질 수 있었으면 좋겠다고 생각되어 못 쓰는 글이지만 두서없는 체험 글을 올린다.

● **당뇨는 나의 스승이었다**(김재훈 · 캐나다거주 · 남 · 42세)

작년 말부터 당뇨 증세가 있었고 그저 "이상하다. 이상하다."를 연발하고 지낸 시간들이었는데 올해 3월 병원에 가서 알아보니 그냥 당뇨라고 했다. 하늘이 무너지고 땅이 꺼지는 심정을 어쩔 수가 없었다. 뭘 어떻게 해야 할지 모르고 허겁지겁 들은 소문대로 채소와 적당한 식사조절로 당뇨를 관리하다가 아내의 정성으로 이 당뇨클럽을 알게 되었다.

이후 이곳에서 많은 정보를 얻게 되었고 그 정보가 나의 삶을 바꾸게 되었으며 당뇨 덕에 담배도 이젠 끊고 살고 있다. 당뇨판정을 받기 전에는 정말 엄두도 못 했는데, "에라 모르겠다. 끊자."라고 마음을 먹으니 쉽게 끊어졌다. 그리고 당뇨를 경험하면서 난 아주 많은 사실을 알게 되었고 또 색다른 경험들도 아주 많이 하였다.

사실 내가 지금 살고 있는 곳은 캐나다이다. 이곳에 살면서 나는 캐나다가 그리 아름답지 않다는 부정적인 생각을 했고, 그로 인해 주위 사람들과의 관계가 좀 소홀하여 그 상처로 고통과 스트레스에 시달렸던 기간이 있었다. 이후에 당뇨판정을 받고 "이렇게 살아서는 안 되겠다." 생각되어 생활패턴을 바꾸어봤다.

먼저 아주 가까운 곳에서부터 시작하여 아침 산책길을 물색해보았다. 그리고 명상 모임에 참여했다. 그렇게 사람들을 만나서 남다른 나의 끼도 보여주며 새로운 나를 발견하고, 주위의 아름다움을 찾으면서 헤아릴 수 없는 행복감을 느낄 수 있었다.

또 아내와 매일 저녁 산책을 하면서 다정하게 걷기도 했다. 그러던 중 아내가 임신을 한 것을 알게 되었고 그보다 더한 행복은 없었다. 이렇게 즐겁게 행복하고 긍정적인 마음을 계속 가지면서, 또 아침저녁으로 꾸준히 운동을 하면서 몸의 상태가 점점 가벼워지는 것을 느낄 수 있었다. 물론 이 당뇨클럽 백봉 선생님의 훌륭하신 조언을 들으면서 더욱 힘을 얻었던 것이다.

"그래, 당뇨는 병이 아니다." 이렇게 지내면서 당뇨로 인해 잃은 것보다 얻은 것이 더 많았다. 돈으로 헤아릴 수 없을 만큼이나 많이, 그리고 값진 보물을 얻었다. 좋아지는 몸 상태에 희열도 희열이지만 주위 사람들과의 관계도 점점 좋아졌다. 이상하게 내가 변하니깐 주위사람들도 변하였다. 정말 감사함 그 자체였다. 당뇨에게 인사라도 하고 싶은 심정이다.

그렇게 약 6개월을 지냈다. 정말 당뇨하고 즐겁게 지낸, 그리고 행복하게 지낸 6개월이었다. 나의 생활은 많이 바뀌었고 또 지금 사는 모습도 많이 바뀌었다. 그러면서 만난 명상모임에서 또 하나의 나를 발견하고 지금은 그 명상을 아주 즐겁게 하고 있다. 나를 발견하는 일에도 계속 매진하고 있다. 나를 찾는다는 것이 얼마나 즐겁고 행복한 일인지 이제야 조금 알 것만 같다. 몸도 마음도 이 당뇨클럽을 만나고부터는 완전히 정상이 되었다. 내 삶의 바이블과도 같은 이 당뇨클럽과 백봉 선생님이 이렇게 같이하시는 것만으로도 참 많은 힘이 된다.

"진정 선생님은 커다란 에너지를 소유하고 계신 것 같아요. 언제 웃으면서 함께 식사라도 했으면 하는 마음 간절합니다. 오늘도 이렇게 큰 에너지 받고 물러갑니다."

● **눈물겨운 당뇨완치 체험기**(민정아빠 · 여수거주 · 남 · 55세)

나는 집사람과 결혼한 20여 년 동안 반 이상을 병과의 힘겨운 전쟁을 치러왔다. 지난 10년여의 세월은 나 자신뿐만 아니라 자식들에게도 많은 고통과 좌절을 안겨준 시간이었다. 때때로 자신감을 잃어 많은 눈물을 흘리기도 했다. 집사람의 나이는 45세, 한창 중년의 무르익음으로 넘어가야 할 나이에 당뇨병으로 쓰러지면서 시작된 투병생활은 시작에 불과했다.

본래 집사람의 당뇨병은 유전성이라 할 수 있는데, 집사람의 당뇨병 증상을 처음 안 것은 12년 전이었다. 그러나 곧 괜찮아지겠지 하며 차일피일 미루다 급기야는 쓰러지는 일이 발생한 것이다. 처음 전남대병원에 입원해서는 전혀 의식 없이 사경을 헤매다 목을 통해서 호스를 이용, 최소한의 음식물과 약을 복용하고 산소호흡기에 의지하여 생명을 연장해 나갔다.

나는 다니던 직장을 그만두고 오직 집사람 간병에만 몰두했다. 입원 6년 동안 당뇨합병증 증상인 신장염 · 고혈압 · 위장염 · 간 질환·심장 기능저하·시력저하 등 거론하기조차 버거운 온갖 질병에 시달렸다. 몇 년씩 간병을 하다 보니 링거주사 꽂는 것 정도는 손쉬워졌지만 하루 세 번 약에만 의존하는 집사람의 병은 호전될 기미가 보이지 않았다. 그러는 동안 더 이상은 주사와 약에만 의존해서는 안 되겠다는 생각이 들기 시작했다.

너무 주사나 약에만 의존하면 몸 자체에서 내성이 생겨 효력이 떨어지게 되므로 주사나 약의 강도를 점점 높여주어야 한다는 기사를 접하고 나서는 결국 병이 아니라 약이 사람을 잡겠구나 싶어서 각종 자연식 및 건강보조식품·민간요법에 관심을 갖기 시작했다. 좋다는 것은 다 먹여보고 안 해본 것이 없을 정도였다.

그러던 중 '하이드로워터'라는 낯선 물건에 대해 주위 사람들의 권유를 받아 물에 빠진 사람이 지푸라기 잡는 심정으로 여러 날 주저하다가 집사람을 위하여 여수시 광무동에 소재한 하이드로워터 대리점에서 기계를 구입 설치하였고, 하이드로워터를 하루 3L씩 마시게 하고 물이 들어가는 음식에는 모조리 하이드로워터를 사용하는 열성을 보였다.

거짓말처럼 3~4개월이 지나자 아내의 당수치가 눈에 띄게 내려오고 합병증 증세도 완화되기 시작했다. 1년이 지나자 소변이 맑아졌고, 속이 쓰리고 아팠는데 그 증상이 없어졌다고 했다. 당 조절이 되다보니 발걸음이 가벼워졌고, 신장염이 오면 붓는 현상이 생기는데 신장이 좋아지면서 붓기가 없어졌고, 팔다리가 쑤시고 마비증세가 있었는데 지금은 버스를 타고 다닐 정도이다. 또한 심한 변비가 완전히 회복되었고, 담석증도 있었는데 그 증상도 없어졌다.

이처럼 하이드로워터의 도움으로 집사람은 새로운 인생을 살기 시작했다. 이제는 정말 살맛이 난다. 집사람의 친구 동생도 당뇨 5년차인데, 하이드로워터를 마시고 혈당 380~460mg/dl에서 현재는 혈당 140~200mg/dl으로 조절되었다.

이렇게 말로만 듣던 하이드로워터의 신비를 집사람과 친구 동생이 경험하고 보니 하이드로워터는 우리를 구해준 생명수임을 다시 한 번 느끼게 되었다. 나의 집사람처럼 힘겹게 투병 생활을 하고 계시는 분들을 위하여 용기를 내어 이 글을 올린다.

● **혈당강하제를 휴지통에 버리고**(박경현·서울거주·남·46세)

내가 병원 의사와 상의 없이 혈당강하제를 먹지 않고 쓰레기통에 버린 이유를 설명하겠다.

발병 후 며칠 동안은 약을 먹었다. 그리고 운동부족으로 이런 몹쓸 병이 왔나 해서 운동도 병행하였는데 어느 날 앞이 뿌옇게 되고 어지럽고 몸이 떨리는 게 아니겠는가? 그때 난 생각했다. '아, 이렇게 죽는구나!' 그러자 어머니·마누라·아들 생각이 났다. '내 인생이 이렇게 무너지는구나.' 라는 생각에 휘청거리는 몸을 벽과 계단에 의지하다가 어느 순간 내가 이러는 것이 약 때문이라는 것을 명확히 느낄 수 있었다.

그래서 '약을 버리자. 세상엔 의사들이 말하는 방법 말고 다른 방법이 분명히 있을 거다. 그리고 없으면 찾아보리라.' 고 생각했다.

당장 책방에 가서 관련서적을 뒤졌고 혈당강하제를 장기간 복용하면 저혈당을 유발시키게 된다는 것을 알았다.

그리고 10대에 당뇨에 걸려 60대인 현재도 혈당강하제와 인슐린 없이 건강하게 살아간다는 미국에 사는 재미교포의 사례를 접하고 자신감을 얻었다.

다음날 당장 쓰레기통에 병원약을 버리고 굳은 결심을 했다. 약 없이 내 스스로가 방법을 찾아보겠다고. 그리고 채식과 함께 식후 운동을 했다. 그런 생활을 한 달 정도 했을까? 몸이 너무 좋아지는 것을 느꼈고 혈당수치도 정상을 나타내기 시작하였다. 그래서 생각했다. '의사 말대로 했으면 내 스스로가 내 몸을 망가뜨렸겠구나!'

그리고 내 몸을 테스트 할 기회가 왔다. 약 한 달 반가량이 지났을까? 회사에서 운동회가 있었다. 조금은 두려웠다. 원래 운동을 좋아했던 사람이라 주저 없이 농구팀에 지원을 했고, 그 더운 5월 말에 20분 풀타임을 뛰었다. 농구가 얼마가 격렬한 운동인가?

운동을 하면서 나는 생각했다. '비참하게 약 먹고 저혈당으로 죽느니 차라리 운동하다 죽자! 멋있게 죽자!' 몸을 사리지 않고 풀타임을 뛰었지만, 몸에 이상이 없었다. 운동경기는 끝이 났고 우리 팀이 승리를 거두었다. 난 그날 MVP로 선정되는 기쁨도 누릴 수 있었다.

그 후 나는 자신감도 얻고 '아! 운동이 이렇게 좋은 것이구나.'를 깨달았다. 그러면서도 아직은 몸이 완전하지 못하다는 것을 알았기 때문에 정상화된 후에도 술은 입에도 대지 않았다. 매일 저녁 운동을 하고 난 후 주체할 수 없는 피곤을 느꼈기 때문이다. 누우면 1분도 안 되어서 코를 골면서 자는 내 자신을 발견할 수 있었다. 그러나 운동을 시작한지 4개월이 지나면서는 그런 피곤도 없어졌다.

하지만 내 마음속에는 언젠가 이 병이 다시 나를 괴롭힐지 모른다는 생각을 떨쳐 버릴 수가 없었다. 그래서인가 없던 짜증도 많이 늘었다. 그러나 몸도 마음도 이 당뇨클럽을 만나고부터는 완전히 정상이 되었다.

당뇨클럽과 백봉 선생님이 항상 그 자리에 있기 때문이다. 내가 죽기 살기로 했던 모든 일들을 이 당뇨클럽에서 너무나도 친절하게 가르쳐주고 있으니 주저하지 말고 약을 끊고 백봉 선생님이 이끄는 길로 가면 된다. 그러면 그 곳에 당뇨가 없는 세상이 있다.

제4부
약물요법
(藥物療法)

약물로는 당뇨를 치료하지 못한다. 혈당강하제는 당뇨가 악화되어 수치가 높을 때 응급수단으로 쓰는 약으로, 수치만 내리게 할 뿐 당뇨 그 자체를 치료하지는 못한다. 병원약은 화학물질로서 인체에 있어서는 이물질이다. 이물질의 장기적인 투여는 또 다른 합병증을 부를 수 있으므로, 높은 수치로 인한 특별한 위험 상황이 아니라면 약물요법은 심사숙고해 보는 것이 좋다.

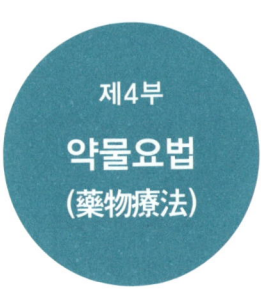

제4부
약물요법
(藥物療法)

약물로는 당뇨를 치료하지 못한다. 혈당강하제는 당뇨가 악화되어 수치가 높을 때 응급수단으로 쓰는 약으로서, 수치만 내리게 할 뿐 당뇨 그 자체를 치료하지는 못한다. 병원약은 화학물질로서 인체에 있어서는 이물질이다.

이물질의 장기적인 투여는 또 다른 합병증을 부를 수 있으므로, 높은 수치로 인한 특별한 위험 상황이 아니라면 약물요법은 심사숙고해 보는 것이 좋다. 화학물질의 장기투약은 자율신경을 억제하여 자연치유력을 떨어뜨린다.

혈당강하제 요법

1. 인슐린 분비 촉진제
- 설폰요소계(Sulfonylureas)

설폰요소계는 췌장의 베타세포를 자극하여 인슐린 분비를 촉진시켜 주며, 간의 포도당 생성 작용을 감소시켜 준다. 그러나 췌장의 베타세포가 파괴되어 인슐린 분비능력이 아예 없는 1형 당뇨나 2형 당뇨라도 발병한지 오래 되어 췌장의 인슐린 분비능력이 많이 상실된 경우에는 효과가 없다.

이 약제는 어린이 · 임신부 · 수유부와 설파제에 알레르기 반응이 있는 사람이나 저혈당이나 고혈당을 일으킬 수 있는 심한 스트레스 상태의 사람에게는 복용을 금하며, 신장이나 간 기능의 심한 장애가 있는 사람도 피하는 것이 좋다.

부작용으로는 저혈당증이 있고 소화기장애 · 두통 · 피부발진 등이 생길 수 있으나 저혈당증 이외의 증상들은 점진적으로 개선되며, 그 외 드물게 혈액 부작용과 황달이 나타날 수 있다.
일부 사람에서는 처음 사용할 때부터 약효가 없거나, 처음 복용할 때는 만족스러운 혈당조절 효과를 보다가 수년 후에는 점차로 그 약효가 떨어지는 경우도 흔히 있다.

2. 포도당 합성 억제제
– 비구아나이드계(Biguanide)

비구아나이드계는 직접적으로 췌장의 인슐린 분비기능을 자극하지는 않지만, 간에서 당이 새로이 만들어지는 것을 억제하는 작용을 한다.

식욕을 어느 정도 억제해 주는 효과도 있고, 설폰요소계 복용으로 나타날 수 있는 체중증가가 나타나지 않고 복용 후 오히려 체중이 감소되는 경우도 있다. 따라서 이 약제는 식사요법만으로 조절이 잘 되지 않는 비만인 2형 당뇨인에게 유용하다.

이 약제의 부작용으로 가장 문제되는 것은 소화기장애로 식욕부진·복부팽만감·구토·설사가 있으며, 대략 이 약을 복용한 환자 중 20~30% 정도가 경험하게 되는데 어느 정도가 지나면 대개 감소되나 부작용이 지속되면 복용을 중단해야 한다.

드물지만 심각한 부작용으로 유산혈증이 나타날 수 있으므로 간장 질환·신부전증·알코올 중독자·임산부는 복용을 금한다.

3. 포도당 흡수 억제제
- 알파 글루코시다제(α-Glucosidase)

당뇨인에게 큰 문제가 되는 식후 고혈당을 막기 위해서는 당질 섭취를 줄이거나 섭취된 당질의 흡수를 지연시키는 방법이 있을 수 있는데, 무조건적인 당질 섭취 제한은 상대적으로 지방·단백질의 섭취를 늘려야 하고 이에 따라 오히려 동맥경화나 단백뇨 등을 유발할 수도 있으므로 당질도 적절하게 섭취해 주어야 한다.

식사요법을 부득이하게 못 지키게 되거나 식사관리를 잘 하였는데도 식후 고혈당이 문제가 될 때에는 이 약제를 복용한다. 이 약제는 음식물로 섭취된 복합탄수화물이 혈당을 높여주는 단순당으로 소화되고 흡수되는 과정을 억제하고 지연시킴으로써 식후에 혈당이 급격히 오르는 것을 막아 준다.

알파글루코시다제는 탄수화물의 소화와 흡수를 억제하여 효과를 보는 것이므로 가스가 차거나 설사·복통 등의 위장장애가 일반적으로 나타난다. 위장장애는 점차적으로 해소되지만 멈추지 않고 계속 이어질 때는 복용을 중단해야 한다. 소화제나 제산제와 함께 복용할 때는 이 약제의 약효가 감소한다.

4. 인슐린 저항성 개선제
- 티아졸리딘디온계(Thiazolidinediones)

티아졸리딘디온계(TZD)는 인슐린 감수성을 증가시켜 인슐린 저항성을 개선시키는 혈당강하제로서 간의 포도당 생성을 감소시키고 지방조직에서의 포도당 산화와 지방합성을 촉진하며, 근육에서 글리코겐 합성과 해당 작용을 증가시키고 혈중 중성지방과 유리지방산 농도 및 혈압을 감소시킨다.

이 약제의 복용 시에는 간 기능을 반드시 체크해 주어야 한다.

인슐린 요법

　인슐린은 속효형·지속형·혼합형·초속효형 등으로 구분하며, 췌장에서 인슐린이 거의 분비되지 않는 1형 당뇨나 인슐린 분비가 되더라도 혈당강하제가 효과가 없는 고혈당 사람들에게 주로 사용하며, 당뇨인으로서 수술을 해야 하는 경우와 당뇨가 있는 임산부에게도 임신기간 동안 투약한다.

　1922년 캐나다의 의학자인 반칭과 베스트가 개의 췌장에 있는 랑게르한스섬 세포에서 인슐린을 추출하는데 성공함으로써 당뇨관리에 획기적인 전기를 마련했다.

　인슐린이 발견되기 전까지는 당뇨성 혼수를 일으켜 사망하는 경우가 많았지만, 인슐린이 발견된 후에는 당뇨성 혼수를 일으켜 사망하는 예는 많이 줄어들었다.

　그러나 죠슬린 박사는 그의 저서 《당뇨병의 치료법》이라는 책에서 "인슐린이 당뇨인을 위한 기여도는 크지만, 반면에 인슐린요법이 진행됨에 따라 심혈관계 질환의 합병증으로 사망하는 예가 늘고 있다."고 경고하였다.

　외부로부터의 인슐린보충이 인체에 있는 췌장의 기본 기능을 둔화시켜 투약을 중단하면 혈당조절이 더욱 악화되는 경향을 보이기도 한다.

인슐린을 잘못 사용했을 때 심한 공복감이나, 기운이 없고 허탈해진다거나, 맥박이 몹시 빨라진다거나, 심장이 뛴다거나, 얼굴이 창백해지는 등 부작용이 있을 수 있는데, 이럴 때는 설탕물이나 주스 등의 당질을 섭취하지 않으면 혼수상태에까지 가는 경우도 있다. 투약을 중단하면 위험한 상태를 당할 수도 있으므로 반드시 전문가의 지시에 따라 조심스럽게 다루어져야 할 약물이다.

병원약은 응급수단일 뿐 또 다른 합병증을 부른다

혈당강하제는 수치가 너무 높아 자연요법만으로는 도저히 수치를 낮추기 어려운 사람들에게 투약하여 췌장을 강제로 쥐어짜서 인슐린을 분비하도록 하는 약이다.

그렇지 않아도 췌장기능이 떨어져 인슐린을 제대로 분비하지 못하고 있는데, 강제적인 방법을 쓴다는 것은 병든 말에게 채찍질하는 격으로 결과적으로는 췌장기능을 더 악화시킬 뿐이다.

인슐린 또한 외부에서 계속적으로 공급해 주면 췌장에서 인슐린을 생산하지 않아도 되니까 인슐린을 분비할 필요가 없게 되고 이로 인해 췌장은 퇴화되고 만다. 부모가 자식에게 죽을 때까지 계속 생활비를 지원해준다면, 그 자식은 돈을 벌 필요가 없는 것과 같은 이치이다.

췌장의 기능이 회복시킬 수 없을 정도로 완전히 망가져 인슐린을 전혀 분비하지 못한다면 어쩔 수 없이 인슐린을 맞아야 하지만, 조금이라도 인슐린이 분비되고 있다면 자연요법으로도 얼마든지 혈당수치를 조절할 수가 있고 췌장의 기능도 충분히 회복시킬 수가 있는 것이다.

혈당강하제나 인슐린을 처방하지 않고 자연요법만으로 관리했을 때는 고혈당은 있을지언정 저혈당은 없는데, 혈당강하제나 인슐린을 처방하면 저혈당을 일으키는 경우가 허다하며 심지어 저혈당 혼수로 사망의 위험까지도 있다.

미국의 12개 의과대학의 당뇨 전문의들로 구성된 '당뇨연구회'의 발표에 의하면, "혈당강하제를 사용하는 동안 사망한 사람들의 대부분이 심혈관계 질환으로 사망했으며, 이 사망률은 혈당강하제를 복용하지 않은 사람보다 월등히 높다."라고 한다. 이를 보더라도 대사성 질환을 화학약품으로 해결하려는 노력은 허사일 수밖에 없다.

일본 게이오대학 의학부 곤도 마코토 교수는 《암과 싸우지 마라》라는 저서를 통해 "암 환자 중에서 항암제의 효과가 나타나는 것은 불과 10% 밖에 되지 않고, 나머지 90%는 효과가 없거나 부작용을 일으킬 수 있다."는 폭로로 세계의 의학계를 뒤흔든 적이 있다.

미국의 저명한 의사이며 국가 의학감독관인 로버트 S. 멘델죤 박사도 《나는 현대의학을 믿지 않는다》라는 저서에서 "지구상에 있는 병원 · 의사 · 제약회사 · 약국을 대폭으로 줄인다면 인류는 지금보다 훨씬 더 건강하게 살 수 있을 것"이라고 설파했다.

현대 의학계의 전문가들이 이런 주장을 한다는 것은 무엇을 뜻하는 것일까?

상수도처리장에서는 물의 소독을 위해 염소를 사용한다. 수돗물의 오염이 심할 때는 더 많은 염소를 투여한다. 아무리 많은 염소를 투여하더라도 수돗물 자체가 좋은 물이 되는 것은 아니며, 많은 염소를 투여하면 할수록 물은 점점 더 나빠지는 것이다.

수돗물을 깨끗한 물로 바꾸려면 염소에만 의존할 것이 아니라 상수원 상류지역을 깨끗이 관리하면 되는 것이다. 당뇨관리도 이와 마찬가지이다.

수치가 높은 상태에서 합병증이 있고 자각증상이 심하다면 자연요법만으로는 회복 기간이 길어지거나 어려워질 수 있으므로 이럴 때는 반드시 약물요법과 자연요법을 함께 병행해야 한다. 그렇게 하여 수치가 안정권으로 내려오면 그 때 병원약은 끊고 자연요법으로 관리하면 된다.

병원약으로 수치조절은 어느 정도 가능하나 신장·간장·췌장·비장·위장 등에 손상을 초래하여 또 다른 합병증을 부를 수 있으므로, 병원약은 1년 이내의 단기복용으로 끝내는 것이 좋다.

의사의 말 한마디가 생명을 죽이고 살린다

　세균으로 인한 염증이나 골절·외상 등 외과적인 질환에는 첨단 의료장비와 수술기술이 뛰어난 현대의학으로 치료하는 것이 단연 효과적이지만, 당뇨·고혈압·뇌졸중 등 만성 대사성 질환에는 현대의학으로 치료에 한계가 있다.
　특히 현대의학에서 "당뇨는 고칠 수 없는 병이니 평생 약을 먹어야 하고 결국은 합병증으로 죽을 수밖에 없다."라고 말하는 것은 환우들에게 불안과 공포를 조성하는 것으로서, 살아있어도 이미 죽은 것이나 다름없는 상태로 몰아넣는 가혹한 위협이다.

　의술(醫術)은 인술(仁術)인데, 인술은 생명을 하늘처럼 귀히 여겨야 함에도 불구하고 소중한 생명을 함부로 다루어서는 안 된다. 의사로서의 사명감이 있다면 당연히 희망과 용기를 주는 말을 해야 할 것이며, 이것은 곧 환자에게 백가지 약보다 낫다는 것을 알아야 한다.
　환우 여러분들도 위협적인 이 말에 기죽거나 실망하지 말고, 그동안 비정상적으로 살아온 삶을 반성하면서, 자연의 섭리에 맞는 올바른 생활습관으로 바꾼다면 내 몸 안에 있는 자연치유력에 의해 당뇨는 저절로 고쳐진다는 것을 알아야 한다.

저자의 약물요법 실천요약

• 약물요법은 사람마다 그 처방이 같을 수가 없으므로 담당의사와 상의하여 결정해야 한다.

본인의 병원약 복용경험은 1990년 10월부터 1991년 9월까지 약 1년간 처음 복용했고, 두 번째는 1999년 1월부터 2000년 1월까지 약 1년간 복용하여 두 번에 걸쳐 모두 2년 정도 복용했는데, 나의 용법과 용량이 다른 사람에게는 아무런 의미가 없기에 여기서는 설명을 생략한다.

• 건강보험공단에서 실시하고 있는 검사를 2년에 한 번씩 정기적으로 받고 있지만, 현재 별다른 병증은 없으며 혈당수치는 정상 범위에서 유지되고 있다. 2007년까지만 해도 어린이 아스피린(100mg)을 하루에 한 알씩 심혈관질환의 예방차원에서 복용했었으나 화학약은 어쨌든 이물질이라는 생각에 2008년부터는 복용을 중단하였다.

• 2008년 이후로는 구충제 이외의 화학약은 어떤 약도 먹지 않고 있으며 자연요법으로만 관리하고 있는데도 정상수치가 유지되고 있는 것을 보면, 당뇨는 화학약으로 다스릴 것이 아니라 자연요법으로 관리해야 된다는 사실을 절실히 체험하고 있다.

제5부
당뇨와 영양소

당뇨에 좋은 미량영양소

  1. 섬유질

  2. 미네랄

  3. 비타민

당뇨에 좋은 자연식품

  1. 씨눈 달린 곡식류

  2. 채소류

  3. 해조류 · 어패류

  4. 버섯류

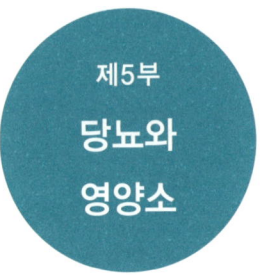

제5부
당뇨와 영양소

당뇨에 좋은 미량영양소

1. 섬유질

섬유질은 소화되지 않고 흡수되지 않아 영양소로서는 활용되지 않지만, 생리대사를 조정해 주는 기초물질로서 중금속 해독과 체내 독소 제거로 나쁜 콜레스테롤을 낮추어 혈액을 맑게 하여 혈관계 질환 예방에 도움을 준다.

위에서는 소화시간을 제어하고 통제하여 위를 건강하게 유지시켜 위장병을 억제하고, 소장에서는 당의 흡수시간을 늦춰 혈당상승을 막아 주며, 대장에서는 노폐물인 숙변의 배설을 촉진시켜 변비를 없애 준다.

그런데 흡수된 포도당을 대사하기 위해서는 포도당과 정비례하여 인슐린이 분비되어야 하는데, 포도당의 흡수속도가 빨라지면 인슐린의 분비속도도 빨라져야 한다.

이러한 현상이 장기간 계속되면 췌장은 지쳐버려 나중에는 인슐린을 정상적으로 분비할 수 없게 되어 혈중에 남아 있는 과잉 포도당으로 인해 고혈당증을 일으키게 된다.

이렇게 되면 점도가 높아진 피를 모세혈관으로 무리하게 순환시키다보니 혈압이 상승하여 고혈압이 생기고, 혈관벽 속에서 혈관의 탄력을 유지해 주던 인슐린이 혈당소모에 과용되다보니 혈관은 유연성을 잃고 동맥경화로 이어지게 되며 이로 인해 면역기능이 떨어져 만성병 발생의 큰 원인이 된다.

섬유질은 모든 곡식의 씨눈과 해조류·채소류·버섯류·과일류에 많이 들어 있으며, 특히 식품의 껍질과 씨앗에 많이 들어 있지만 떡이나 빵·국수 등 분말로 갈아서 먹으면 섬유질이 모두 파괴되고 만다.

당뇨에 어떤 섬유질은 좋고 어떤 섬유질은 나쁘다는 것은 없지만 되도록이면 불용성 섬유질은 70~80% 정도, 가용성 섬유질은 20~30% 정도 섭취하는 것이 이상적이다.

1) 불용성(不溶性) 식이섬유

모든 곡식류나 채소류에 들어 있는 수세미처럼 거친 형태의 섬유질로서, 수세미같이 부피를 팽창시켜 위장·소장·대장 벽에 붙어 있는 찌꺼기 등 각종 노폐물을 흡착해서 함께 빠져나가 몸 밖으로 배출시킨다.

해당식품	현미·흑미·좁쌀·보리쌀·통밀·콩·수수·옥수수·율무·팥·달래·쑥·냉이·씀바귀·두릅·취나물·죽순·배추·상추·깻잎·양배추·쑥갓·시금치·미나리·마늘·양파·파·부추·호박·고추·토마토·오이·가지·감자·고구마·더덕·도라지·우엉·당근·무·연근 등

2) 가용성(可溶性) 식이섬유

콩류·과일류·해조류·버섯류에 들어 있는 껌이나 젤리처럼 끈끈한 형태의 섬유질로서, 혈액 속에 녹아 들어가 혈관 벽과 세포 내에 붙은 불순물을 껌처럼 흡착해서 함께 빠져나가 몸 밖으로 배출시킨다.

해당식품	콩류·김·미역·다시마·파래·매생이·톳·토마토·복숭아·자두·살구·감·사과·배·귤·오렌지·바나나·버섯류 등

2. 미네랄

비타민이 부족하면 미네랄이 비타민의 역할을 어느 정도 대체할 수 있지만, 미네랄이 부족할 때는 비타민이 미네랄의 역할을 대체하지 못하므로 비타민보다 더 중요한 영양소가 미네랄이다.

미네랄은 심장과 신경 및 근육의 활성을 조절하며, 혈색소의 형성 및 심장박동수를 조절하고, 산소를 운반하거나 효소활동을 도와주는데 중요한 필수인자이므로 당뇨치료에서는 빼놓을 수 없는 중요 영양소이다.

여러 가지 미네랄 중에서 특히 당뇨에 좋은 미네랄은 아연·크롬·칼륨·칼슘·게르마늄·셀레늄 등이며, 미네랄은 무기질 성분이지만 매일같이 신진대사를 통하여 배설되기 때문에 배설되는 만큼의 미네랄을 매일 섭취·보충해야 한다.

1) 무기미네랄과 유기미네랄

미네랄은 무기 미네랄과 유기 미네랄로 나누는데, 무기 미네랄은 공기·물·토양 속에 존재하는 순수 광물질 상태의 미네랄로 과잉 섭취 시 몸에 축적되면 해롭다.

그러나 유기 미네랄은 식물 속에 존재하는 미네랄로, 식물이 토양 속에 있는 무기 미네랄을 먼저 흡수하여 탄소동화 작용(이산화탄소·물·태양에너지의 광합성반응)에 의해 우리 몸에 유익한 광합성 광물질로 바꾸어 놓은 좋은 미네랄이다.

유기 미네랄을 섭취하면 무기 미네랄보다 체내 흡수가 잘 되어 영양인자로서의 이용률을 높이고 체내에 축적될 우려도 적으므로, 무기 미네랄을 직접 섭취하는 것보다 유기 미네랄을 섭취하는 것이 훨씬 더 좋다. 무기 미네랄을 장기적으로 과잉섭취 하는 것은 독이 될 수도 있다.

2) 미네랄의 종류

● **아연**(Zn) - 당뇨예방과 치료

부족 시	당뇨(인슐린 분비불량 유발) · 전립선비대증 · 치매 · 비만 · 성기능장애 · 고혈압 · 고지혈 · 동맥경화 · 간기능장애 등
해당식품	맥주효모 · 감자 · 소맥 배아 · 호박씨 · 해바라기씨 · 완두콩 · 굴 · 양파 · 우유 등

● **크롬**(Cr) - 당뇨예방과 치료

부족 시	당뇨(인슐린 저항성 유발) · 고혈압 · 동맥경화 · 심장병 등
해당식품	맥주효모 · 현미 · 곡식의 씨눈 · 굴 · 감자 · 해조류 · 콩 · 브로콜리 · 과일 · 버섯 등

● **칼슘**(Ca) - 체액 산성화 방지

부족 시	골다공증 · 발육부진 · 충치 · 신경과민 · 불면증 · 우울증 · 근육경련 · 간질 등
해당식품	생강 · 콩 · 상추 · 양배추 · 참깨 · 완두콩 · 굴 · 어패류 · 멸치 · 골분 · 우유 · 치즈 등

구연산을 강하게 희석한 물에 조개·굴·계란 등의 껍질을 넣어두면 껍질이 녹는다. 껍질이 녹은 그 진액을 조금씩 물에 타서 마시면 칼슘보충에 좋다.

● **칼륨**(K) - 혈압조정

부족 시	부종·고혈압·심장장애·심장마비·만성변비·심한 피로감·저혈당증 등
해당식품	·현미·채소·호두·감자·참깨·들깨·복숭아·자두·미역·다시마·김 등

● **셀레늄**(Se) - 항암 작용

부족 시	노화촉진·발암·고혈압·심장병·간세포의 괴사·심근약화증·근육약화 등
해당식품	맥주효모·굴·참치·어패류·마늘·양파·버섯류·해조류·곡식의 씨눈 등

● **게르마늄**(Ge) - 산소 이용률을 높이는 신비의 물질

부족 시	산소결핍에 의한 각종 질병 및 성인병 발생 등
해당식품	맥주효모·컴프리·구기자·인삼·마늘·생강 등

● **마그네슘**(Mg) - 정신안정

부족 시	혈관확장·과민증·경련성질환·단백질 대사장애·부정맥·심장 발작 등
해당식품	콩·밀·양배추·사과·레몬·복숭아·현미·시금치·참깨·들깨·견과류 등

● **나트륨**(Na) - 섭취한 음식물의 살균소독제

부족 시	근육무력증 · 열사병 · 호흡장애 · 구토 등
해당식품	된장 · 간장 · 현미 · 해조류 · 굵은소금 · 셀러리 · 상추 등

● **유황**(S) - 아름다움을 창조

부족 시	손톱균열 · 탈모 · 습진 · 기미 · 발진 · 체질산화 · 인슐린 분비불량 등
해당식품	콩 · 무 · 양배추 · 생선 · 녹용 · 녹각 등

● **철**(Fe) - 피를 만들어 주는 필수인자

부족 시	빈혈 · 면역기능 저하 · 두통 · 안면 창백 · 성욕감퇴 등
해당식품	살구 · 녹색채소 · 건포도 · 해조류 · 호두 · 깨 · 시금치 · 간 · 계란 노른자 등

● **인**(P) - 전해질 조정

부족 시	발육불량 · 구루병 · 성기능장애 · 신경장애 · 뇌기능장애 등
해당식품	자두 · 완두콩 · 콩류 · 옥수수 · 곡식의 씨눈 · 생선 · 계란 노른자 등

● **요오드**(I) - 방사선 해독제

부족 시	갑상선비대증 · 성욕감퇴 · 심장병 · 갑상선암 · 저혈압 · 나쁜 콜레스테롤 축적 등
해당식품	미역 · 다시마 · 김 · 새우 · 마늘 · 굴 · 파인애플 · 생선의 간 등

● **망간**(Mn) - 애정결핍의 해결사

부족 시	생식기능 저하 · 애정결핍 · 모유분비 기능저하 · 평형감각장애 등
해당식품	콩류 식품 · 효모 · 살구 · 소맥 배아 · 시금치 · 녹황색채소 · 오렌지 등

● **염소**(Cl) - 나트륨의 보조 역할

부족 시	소화장애 · 구토 · 설사 · 신장병 · 부신피질성 질환 등
해당식품	해조류 · 굵은소금 · 셀러리 · 토마토 · 양배추 · 무 · 오이 · 파인애플 · 생선 등

● **구리**(Cu) - 철분흡수의 필요물질

부족 시	빈혈 · 탈모증 · 흰머리 · 호흡장애 · 심장병 · 성인병 등
해당식품	콩류 · 푸른 잎채소 · 자두 · 포도 · 살구 · 복숭아 · 맥주효모 · 시금치 · 무 잎 · 아몬드 등

● **코발트**(Co) - 비타민B12의 구성성분

부족 시	악성빈혈 · 혈액성 질환 등
해당식품	푸른 잎채소 · 동물의 간 등

● **규소**(Si) - 지구력을 길러줌

부족 시	건망증 · 인내력 부족 · 골다공증 · 노화현상 등
해당식품	현미 · 보리 · 해조류 · 사과 · 딸기 · 양파 · 포도 · 해바라기씨 · 곡식의 씨눈 등

3. 비타민

비타민은 그 자체가 생체 에너지원은 아니지만, 에너지원을 에너지로 변환시키는데 크게 관여하는 물질이기 때문에 생체 내 신진대사 활동은 비타민이 없으면 돌아 갈 수가 없다. 그 중 비타민C와 비타민B군은 당뇨치료에 필수적인 중요 영양소이다.

특히 단백질이 아미노산으로 분해되는 과정에서 비타민B6가 없으면 단백질이 키산토렌산으로 변하게 되는데, 키산토렌산은 인슐린 분비를 방해하는 산성 물질이다. 단백질이 아미노산으로 분해될 때 당뇨에 좋은 아미노산으로 분해하기 위해서는 비타민B6와 비타민C를 많이 섭취하는 것이 좋다.

원래 곡물의 씨눈과 껍질에는 생명을 유지하고 병에 대한 저항력을 키우며 늙지 않게 하는 영양소가 숨겨져 있기 때문에 원형대로만 섭취한다면 효소·섬유질·미네랄·비타민의 부족은 걱정하지 않아도 된다. 그러나 곡물을 도정할 때 씨눈과 껍질을 모두 깎아버림으로써 그 속에 들어 있는 효소·섬유질·미네랄·비타민 및 기타 유효성분을 잃게 된다.

예를 들어 현미를 도정하면 95% 정도의 필수영양소가 도망가 버리고 5% 정도의 영양소만 먹게 되는 것이다. 또 식품에 80℃ 이상의 열을 가하면 비타민의 상당 부분이 파괴되고 미네랄은 흡수되기 어려운 형태로 바뀌며, 가장 심각한 문제는 자연의 식품 속에 풍부한 효소가 모두 파괴된다는 사실이다.

자연식품에 들어 있는 영양소가 불을 이용한 조리법에 의해 파괴되거나 흡수되기 어려운 형태로 변하면 그만큼 영양가가 떨어져 그것을 먹는 사람의 체력도 자연히 약해지는 것이다. 산업의 발달·인구의 도시집중·사회구조의 복잡성·핵가족제도의 확산·식품공학의 발달 등은 인간의 식생활 패턴을 엄청나게 바꾸어 놓았다.

안이하고 능률적이며 운반하기 쉽고 저장성이 좋은 식품을 만들기 위해 식품산업이 만들어낸 것이 인스턴트식품인데, 저장성을 좋게 하기 위해서 방부제를 넣고 신선하게 보이려고 발색제를 첨가하며 입맛을 돋우기 위해 인공감미료나 화학조미료를 첨가하는가 하면 심지어는 눈길을 끌기 위해 인공색소로 물감을 들이는 등 각종 화학첨가물을 넣는다.

우리들은 하루 평균 약 20종류의 식품첨가물을 자기도 모르게 먹고 있으며 그 양은 약 3~10g에 이른다고 한다. 이들 화학첨가물 가운데는 암을 일으키는 것도 있으며 화학첨가물을 분해하기 위해서는 간장이 몹시 지치게 된다.

현대인의 영양불균형을 가일층 증가시키고 있는 또 하나의 요인은 농약과 화학비료로 농사를 짓는 화학영농이다. 비닐하우스에서 화학비료로 키운 채소류에 들어 있는 효소·섬유질·미네랄·비타민의 분포를 보면 야생에서 키운 채소와 현격하게 차이가 있다.

뿐만 아니라 살충제·살균제·제초제·성장촉진 호르몬제 등의 농약은 인체에 대단히 해로운 영향을 끼치며, 직접 발암물질을 먹지 않는다고 하더라도, 화학비료와 농약으로 오염된 식품을 먹으면 자신도 모르게 몸속에서 발암물질이 만들어질 수도 있는 것이다.

비타민에는 수용성 비타민과 지용성 비타민 두 가지가 있다. 수용성 비타민은 물로 흡수가 되지만, 지용성 비타민은 물로 흡수가 되지 않고 지방이 있어야 흡수가 된다.

또 수용성 비타민은 과잉섭취를 하여도 소변으로 배출되지만, 지용성 비타민은 과잉섭취를 하면 체내에 축적된다. 따라서 지용성 비타민은 적당량을 섭취하는 것이 좋다.

그러나 식물성 먹거리에는 우리 몸에 필요한 만큼의 수용성 비타민과 지용성 비타민이 적당한 비율로 골고루 포함되어 있기 때문에 식물성 위주로만 음식을 섭취한다면 과잉섭취나 부족섭취를 걱정하지 않아도 된다.

1) 수용성(水溶性) 비타민

● **비타민B1**(티아민, Thiamine) – 당뇨예방과 치료

부족 시	변비 · 체중감소 · 당뇨 · 심장비대증 · 신경쇠약 · 우울증 · 각기병 · 부종 · 식욕부진 등
해당식품	맥주효모 · 곡식의 씨눈 · 씨앗류 · 호두 · 콩 · 감자 · 미역 · 다시마 · 보리 · 녹색채소 등

● **비타민B2**(리보플라빈, Riboflavin) – 성장촉진

부족 시	소화불량 · 설사 · 각막염 · 백내장 · 탈모 · 습진 · 피로 · 간기능 장애 · 불면 · 두통 등
해당식품	맥주효모 · 콩 · 건포도 · 해바라기씨 · 곡식의 씨눈 · 녹색 채소 · 양배추 등

● **비타민B3**(니아신, Niacin / 니코틴산, Nicotinamide) - 정신안정

부족 시	구내염 · 구강염 · 설염 · 구토 · 설사 · 뇌 기능 둔화 · 두통 · 현기증 · 소화불량 · 불면증 등
해당식품	소맥 씨눈 · 현미 · 해바라기씨 · 녹색 채소 · 땅콩 · 호두 · 콩 · 과일류 · 어패류 등

● **비타민B5**(판토테인산, Panthothenic acid) - 스트레스 해소

부족 시	흰 머리 · 피부염 · 관절염 · 저혈당 · 저혈압 · 만성피로 · 변비 등
해당식품	맥주효모 · 벌꿀 · 로열젤리 · 곡식의 씨눈 · 콩류 · 땅콩 등

● **비타민B6**(피리독신, Pyridoxine) - 당뇨예방과 치료

부족 시	당뇨 · 탈모증 · 피부염 · 정신 기능의 난조 · 편두통 · 우울 · 조로현상 · 불면증 등
해당식품	맥주효모 · 곡식의 씨눈 · 콩 · 과일류 · 호두 · 양배추 · 당근 · 피망 · 밀 · 옥수수 · 간 등

● **비타민B9**(엽산, Folic Acid) - 조혈 작용

부족 시	악성빈혈 · 치매 · 우울 · 식욕상실 · 구토 · 설사 · 피로 · 정력감퇴 · 입과 혀의 염증 등
해당식품	맥주효모 · 시금치 · 녹색 채소 · 곡식의 씨눈 · 콩류 · 근대 · 오렌지 등

● **비타민B12**(시아노코발라민, Cyanocobalamin) - 빈혈예방과 치료

부족 시	악성빈혈 · 발육부진 · 만성피로 · 식욕감퇴 · 집중력결여 · 견비통 · 신경통 등
해당식품	맥주효모 · 미역 · 다시마 · 대구알 · 해바라기씨 · 화분 · 간 등

● **비타민B15**(판가민산, Pangamic Acid) - 산소증가

부족 시	저산소혈증·조로현상·협심증·심장병 유발 등
해당식품	맥주효모·현미·호박·밀·깨·과일의 씨·곡식의 씨눈·뿌리채소 등

● **비타민B17**(아미그달린, Amygdalin) - 항암 작용

부족 시	악성 빈혈·체력 강하·암 발생 등
해당식품	살구·복숭아·매실·자두·사과씨·메밀·곡식의 씨눈·수수·산딸기·홍화 등

● **비타민C**(아스코르빈산, Ascorbic Acid) - 만성병의 필수

부족 시	괴혈병·치조농루·저항력감소·회복력저하·각종 성인병·빈혈·갑상선 등
해당식품	생채소류·과일류 등

● **비타민H**(비오틴, Biotin) - 흰머리 예방

부족 시	탈모증·대머리·모발탈색·손톱발톱 이상·우울증·식욕감퇴·구역질·설염·안색 창백 등
해당식품	콩·견과류·곡식의 씨눈·간·콩팥·계란 노른자 등

2) 지용성(脂溶性) 비타민

● **비타민A** - 항암 및 눈 보호

부족 시	야맹증·약시·뼈 발육부진·생식기능저하·호흡기질환·거친 피부·주름살·모발건조·비듬 등
해당식품	간유·인삼·버터·계란·당근·무잎·감자·시금치·오이·토마토·녹황색 채소·들깨·옥수수·생선의 간·밀·콩·고구마·모유 등

● **비타민D** - 뼈의 형성

부족 시	꼽추·충치·골연화증·뼈 발육부진·골다공증·골격형성 장애·칼슘과 인의 흡수촉진 등
해당식품	생선의 간·버터·콩·곡식의 씨눈·버섯·메밀·마늘·옥수수·해바라기씨 등

● **비타민E**(토코페롤, Tocopherol) - 노화방지

부족 시	습관성 유산·불임증·조산·혈전증·무력증·심장병 악화·발암 조건·세포막 손상 등
해당식품	견과류·식물성기름·콩기름·참기름·들기름·곡식의 씨눈·밀·옥수수 등

● **비타민F**(리놀레산, Linoleic Acid) - 동맥경화 예방

부족 시	담석증·자율신경 기능실조·혈액순환 부진·혈관수축 등
해당식품	식물성기름·콩기름·참기름·들기름·곡식의 씨눈 등

● **비타민K** - 혈액응고에 필수적인 비타민

부족 시	혈액응고 지연·골(骨) 손실·혈전·관상동맥 석회화 등
해당식품	녹색 채소·케일·양배추·브로콜리·상추·시금치 등

● **비타민U** - 위장병 치료제

부족 시	위염·위궤양·역류성 식도염 등의 위장병 유발 등
해당식품	양배추 등

제5부 당뇨와 영양소

당뇨에 좋은 자연식품

1. 씨눈 달린 곡식류

씨눈! 그 자체는 바로 생명이다. 다음 세대로 이어갈 수 있는 생명력이 씨눈에서 나오기 때문에 가장 균형 잡힌 생명물질을 섭취하는 방법이 되어 자연치유력을 증가시킬 뿐 아니라 신진대사의 장애를 사전에 예방할 수 있어서 만성질환의 발병을 억제할 수 있다.

● **현미** – 종합영양의 보고

현미(玄米)에는 당질·단백질·지방질·효소·섬유질·미네랄·비타민 등 인체에 필요한 필수영양소가 모두 함유되어 있으며, 중금속을 해독시키고 혈액을 맑게 해주는 섬유질이 다량으로 포함되어 있다.

현미의 영양소 분포를 보면 씨눈에 66%, 껍질에 29%, 흰쌀에 5%인데, 현대인들은 씨눈과 껍질의 95%는 깎아내 버리고 5%인 흰쌀을 먹고 있다. 알짜배기는 깎아내 버리고 쭉정이만 먹는 꼴이다.

여기서 깎아낸 95%(씨눈 66%·껍질 29%)의 영양덩어리가 '미강'이다.

이 미강을 버리지 말고 밥을 지을 때 넣어도 되고, 밥을 먹을 때 뿌려서 먹어도 되며, 여러 가지 반찬에 섞어 먹어도 좋다. 인터넷을 검색해 보면 미강을 판매하는 곳도 있고 공짜로 주는 곳도 있다.

현미에는 풍부한 당질·단백질·지방질 외에 백미의 3~4배에 달하는 섬유질과 비타민(B1·B2·B3·B5·B6·B15·B17·C·E·F 등)·미네랄(칼슘·칼륨·셀레늄·아연·나트륨·인·철 등)·콜린·리놀렌산·옥타코사놀·피틴산·베타시스테롤·감마오리자놀·GABA·베타카로틴·레시틴·레티놀·라이신·회분 등의 균형을 유지함은 물론 항암인자를 억제하는 킬레이트(Chelate : 유기복합체) 물질까지 들어 있는 종합영양의 보고이며, 페놀·스테롤 등의 항산화 성분도 많이 포함되어 있다.

씨눈까지 먹는 현미는 섬유질이 풍부하여 위장의 활동을 강화시키는 것은 물론 소화시간을 지연시킴으로써 허기를 덜어주어 음식을 많이 먹는 것까지 방지해 주고 있다. 성분들 속에서도 주목해야 할 생리적 물질은 비타민B15라고 불리는 판가민산이다.

판가민산은 호흡을 통하여 들어온 산소를 헤모글로빈이 세포까지 전달시켜 놓으면 세포의 문을 열고 세포 속으로 산소를 집어 넣어 주는 물질이다. 모든 정상적인 세포는 산소에 의해서 생명을 유지하는데, 만일 산소가 없거나 부족하면 이상세포 즉 암세포로 바뀌거나 사멸한다.

● **좁쌀** - 당뇨예방과 치료

좁쌀에는 황색좁쌀과 청색좁쌀이 있으며, 단백질 10.1% · 지방질 3% · 당질 72% · 섬유질 2.5% · 수분 10.6% · 회분 · 칼슘 · 인 · 철 · 비타민B1 · 비타민B3 · 비타민B6 · 비타민B15 · 비타민B17 등이 고루 분포되어 있으며 차좁쌀 100g은 355kcal의 열량을 낸다.

청색좁쌀은 청차조 · 생동쌀 · 청량미라고 부르기도 하는데, 두뇌를 맑게 하고 당뇨 · 중풍 · 고혈압의 예방과 치료에 특효가 있는 곡식이자 영약이다. 맛은 달고 독이 없으며 지금은 깊은 산간지방을 제외하고는 재배농가가 거의 없어 국내산은 구하기 힘들어 대부분 수입품에 의존하고 있는 실정이다.

위장과 비장을 튼튼하게 하고 이질 설사를 멎게 하며 소변을 잘 통하게 한다. 좁쌀은 작은 곡식이라서 씨눈을 제일 많이 먹을 수 있어서 좋다. 현미 한 스푼과 좁쌀 한 스푼을 비교한다면 비록 부피는 같지만 씨눈의 숫자가 좁쌀이 훨씬 더 많다.

● **기장쌀** - 당뇨예방과 치료

기장쌀에는 황기장쌀과 청기장쌀이 있으며 속을 편하게 하고 설사를 그치게 하며 당뇨예방과 치료에도 좋다. 기장쌀 100g에는 당질 70.4g · 단백질 11.5g · 지질 2.1g · 식이섬유 1.7g · 회분 1.6g · 칼륨 191mg · 칼슘 11mg · 아연 1.5mg · 나트륨 3mg · 철분 2.5mg · 인 245mg · 니아신 3.2mg · 비타민B1 0.14mg · 비타민B2 0.05mg · 비타민B6 · 0.2mg · 비타민B9(엽산) 28.5㎍ · 비타민E 0.54mg이 들어 있다.

● **콩** – 오장육부를 다스리는 완벽한 식품

- **붉은콩 :** 심장 · 혈관 · 소장
- **노란콩 :** 위장 · 비장
- **흰 콩 :** 기관지 · 폐 · 대장
- **검은콩 :** 신장 · 방광 · 노화방지 · 생식기
- **푸른콩 :** 간장 · 담낭

이상과 같이 콩에는 다섯 가지 색깔이 있는데, 이것은 오장오색(五臟五色)으로 오장육부에 골고루 효능이 있다는 뜻이다. 콩에는 풍부히 포함되어 있는 섬유질을 위시하여 7대 필수영양소가 골고루 분포되어 있어 곡식류 중에서 가장 완벽한 곡물이라고 할 수 있다.

단백질 42% · 당질 21.2% · 지방질 18.5% · 미네랄 5.6% · 섬유질 4.3%가 함유되어 있으며, 비타민은 비타민B군과 비타민E · 비타민A · 비타민K 등이 주종을 이루고 있다.

검은콩에 풍부한 안토시아닌 색소는 활성산소를 제거하고 혈액을 깨끗이 하여 혈액순환을 돕고 나쁜 콜레스테롤의 수치를 낮추어 준다.

사포닌에는 불포화지방산의 산화를 방지하는 작용이 있고, 이소플라본은 여성호르몬 에스트로겐과 유사한 작용을 함으로써 혈액 속에 불필요한 중성지방이 혈관에 침착되는 것을 막아 주며, 레시틴은 지방을 에너지로 바꾸어주는 일을 한다.

섬유질은 가용성 섬유질과 불용성 섬유질이 함께 들어 있어 혈중 콜레스테롤의 양을 조절하고, 인슐린의 소모량까지 조절할 수 있어 혈당조절에는 아주 좋은 식품이므로 된장·두부·두유·콩가루 등 콩 음식은 하루 한 번 이상 먹는 것이 좋다.

● **수수** – 면역기능 항진식품

수수는 빈혈치료·조혈·청혈효과를 나타낸다. 청혈이란 피를 맑게 해 주는 것이므로 면역기능을 항진시킨다. 수수라는 곡식은 원래 붉은색이므로 이 붉은색과 심장·혈관·소장이 깊은 연관 관계를 가지고 있어 수수가 조혈제 또는 빈혈치료제임을 쉽게 알 수가 있다.

수수의 씨눈 속에 들어 있는 아미그달린(Amygdalin)은 천연의 항암식품이라고 할 수 있으며, 생체 내의 산소 이용률을 극대화시키는 비타민B_{15}, 즉 판가민산이 함께 들어 있다.

● 율무 – 자양강장 · 혈당강하 작용

율무에는 코익세놀라이드(Coixenolide)를 위시해서 전분 51.9% · 단백질 17.6% · 지방 7.2% · 수분 10% 그리고 각종 지방산이 함유되어 있다. 그 중에서 코익세놀라이드라는 성분은 복수암의 증식을 억제한다는 발표가 있으며, 약리실험에서 혈압강하 · 혈당강하 작용이 있다고 알려져 있다.

율무를 상식(常食)하면 위가 순화되고 장의 활동을 도와주며 폐를 맑게 해주는 효능도 있다고 한다. 신장염 · 고혈압 · 소화불량 · 기관지염 등에도 이 율무를 처방하고 있으며, 무사마귀가 몸에서 떨어져 나가게 함으로써 항암 작용을 기대하며 애용되는 만큼 율무는 우수한 약성을 지니고 있는 것이 확실하다.

한방에서는 이 율무를 자양강장제로 피부미용이나 구취제거에 탁월한 효능을 인정하면서 사용하고 있다. 율무의 혈당강하 작용 때문에 당뇨인들에게도 사랑받는 약성식품이다.

그러나 이러한 약효를 기대하여 많은 양을 섭취하면 임신초기의 임산부에게는 자연유산이라는 역작용도 있으니 주의를 요하며, 남성에게는 성기능이 떨어지는 경우도 있다고 알려져 있다.

● **보리** – 혈당강하 · 변비해소

만성병의 급증현상 속에 새로운 평가를 받고 있는 곡식이다. 특히 당뇨의 증가는 보리를 유명한 곡식으로 부상시켰다. 보리에는 당질 · 지방질 · 단백질을 위시한 3대 영양소와 비타민B1 · 비타민B2 · 비타민B3 · 비타민B6 · 비타민B15 · 비타민B17 등이 고루 들어 있다.

비타민B2는 산화를 억제하는 효소 작용을 돕고, 비타민B1은 당질의 대사에 관여하여 혈액을 맑게 하는데 도움을 준다. 보리밥은 장내의 세균활동을 왕성하게 하여 자체 내에서 합성되는 비타민의 양을 증가시키고 있다.

특히 비타민B5 · 비타민B6을 많이 합성시켜 혈압조절을 위시하여 혈당강하 · 변비해소 · 충치예방에 효능을 보이는가 하면, 임파구의 생성을 촉진시켜 면역기능을 왕성하게 함으로써 질병에 대한 저항력을 길러주며 이상세포 파괴에 일익을 담당하고 있다.

2. 채소류

채소는 색소 자체가 중요한 영양소이므로 색이 연한 채소보다는 색이 진한 채소를 먹는 것이 좋다. 채소는 특정한 성분만 추출해서 먹지 않는 한 많이 먹어도 부작용이 없다.

동서고금을 막론하고 채소는 최소한 얼마 이상을 먹으라고 하지 적게 먹으라는 말은 없다. 그런데 이들 채소는 질긴 막으로 코팅되어 있어서 맷돌 같은 것으로 갈거나 곱게 씹어서 섬유질 속에 감추어진 영양소를 분리시켜 먹지 않으면 흡수가 잘 되지 않는 것이 문제이다. 대충 씹어서 섭취하면 영양흡수율이 10%도 안 된다.

● **마늘** – 나쁜 콜레스테롤 감소와 피를 맑게 하는 식품

마늘에는 성욕을 자극시켜 성기의 발기를 왕성하게 하는 알리신이라는 성분과 성기능을 촉진시키는 '스코르디닌' 이라는 성분이 들어 있어 불가(佛家)에서는 금기식품으로 여기고 있다. 이 알리신이라는 성분은 비타민B1과 결합하여 체내에 활력을 불어넣는 활성비타민인 알라지아민이 되기 때문이다.

마늘에는 당질 20% · 단백질 1.3% · 칼륨 · 유황 · 규산 · 염소 · 소다 · 인 등의 생리물질과 비타민A · 비타민B · 비타민C · 비타민E가 들어 있으며, 생체 내에서 산소이용률을 증가시키는 게르마늄이 754ppm이나 들어 있어 생강과 더불어 항암식품으로 유명하다.

유기유황 성분인 알린(Allin)은 심혈관 질환을 예방하며 항균 작용과 항바이러스 효과도 있다. 항산화 기능이 있어 노화를 방지하며 날로 먹어도 효과가 좋으나 흑마늘을 만들어 먹으면 더 좋다.

마늘은 정력증강·식욕증진·피로회복에 좋을 뿐만 아니라 신경통·류머티즘·관절염·임신중독증·갱년기질환·알레르기질환·신진대사 이상 등에도 효능이 있다.

세포에 활력을 불어넣어 세포를 젊어지게 하고, 변비로 인해 고심하는 사람의 변통을 좋게 하며, 혈장 콜레스테롤을 제거하여 혈액순환을 원활하게 한다. 고혈압에도 도움이 되고 암세포를 억제시켜 암을 예방한다.

마늘 냄새의 근원인 알리신은 혈소판에 작용해 혈액이 뭉쳐 혈전이 되는 것을 방지해 준다. 또 스코르디닌 성분은 혈관을 확장시켜 혈액순환에 도움을 준다. 이 밖에 나쁜 콜레스테롤을 감소시키는 작용이 있어 혈액을 맑게 한다.

갑자기 마늘을 많이 먹으면 설사를 할 위험이 있다. 때문에 처음부터 너무 무리하는 것은 금물이며 하루 1~2쪽이라도 장기간 먹는 것이 좋다.

● **양파** – 혈압과 혈당강하에 최고의 식품

양파에는 마늘과 마찬가지로 알린 성분이 많으며, 인산소다·석회·알리신·비타민A·비타민B군·비타민C·이눌린·퀘르세틴 등의 생리물질이 들어 있어 지방을 녹여내는 작용이 강하다. 또 탁한 혈액이나 손상된 혈관을 회복시키며, 매운맛을 내는 유화프로필 성분은 섭취한 영양소가 지방으로 변하는 것을 막아 주고 당대사를 촉진해 혈당치를 낮춰준다. 이때 유화프로필 성분은 가열을 하면 파괴되므로 생양파 그대로 섭취하는 것이 좋다.

양파의 퀘르세틴은 항산화 작용으로 혈관을 강화시키기 때문에 고혈압 · 동맥경화증 환자들이 즐겨 먹어야 할 성분이다. 중국인들이 기름진 음식을 즐겨 먹는데도 고혈압이나 뇌졸중 또는 동맥경화증 같은 혈관성 질병이 적은 것은 양파나 마늘 속에 들어 있는 퀘르세틴 같은 성분이 발병을 억제했기 때문일 것이다.

퀘르세틴의 또 다른 효과는 알레르기 현상을 억제한다는 것이다. 알레르기 현상을 억제한다면 이는 면역기능을 정상화시킨다는 것과 같아서 근래에 급증하는 혈관성 질병이나 암성 또는 만성 간염 환자들 모두가 즐겨 먹어야 할 식품이 아닌가 싶다.

퀘르세틴 함량이 높은 붉은색의 양파껍질을 달여서 차 마시듯 마시면 혈압강하 작용을 기대할 수 있다. 양파는 인슐린 분비를 촉진시키는 작용과 함께 당뇨로 인해 생기기 쉬운 각종 성인병 예방에 효과가 있다.

기름진 음식을 섭취하여 혈액이 응고되기 쉬운 상태가 되어도 혈전을 예방해 혈액을 정상화시키므로 심근경색 · 뇌경색을 예방하고, 혈액 중의 나쁜 콜레스테롤 수치를 저하시켜 동맥경화를 예방한다. 특히 양파 속의 글루타치온(Glutathione) 유도체는 당뇨의 주요 합병증인 백내장을 방지하는 역할을 한다.

혈액을 묽게 하는 작용으로 혈액의 점도를 낮춰 끈적거리지 않고 맑고 깨끗한 혈액으로 만들어 혈압과 혈당을 내리며, 인슐린 분비촉진 · 콩팥 기능증진 · 간장의 해독 작용과 조혈기능 · 주독(酒毒)의 중화 · 중금속의 해독과 분해 · 감기퇴치 · 거담 작용 · 소화촉진 · 변비 · 생리불순 · 유방종양 · 탈모예방과 치료 · 불면증 · 진정제나 신경안정제 역할 · 허약체질이나 신경쇠약의 원기회복 · 피부미용 · 잔주름예방 · 정력강장제 등의 효능과 함께 대장균이나 식중독을 일으키는 살모넬라균을 비롯한 병원균을 살균하고 습진이나 무좀 등에도 좋다.

지방의 함량이 적으나 채소로서는 단백질이 많은 편이며, 칼슘과 철분의 함량이 많아 강장효과를 돋우는 역할을 한다. 양파의 뛰어난 점은 아무리 많이 먹어도 부작용이 없다는 것이다.

● **생강** - 게르마늄의 보고

생강에는 징게론 · 징기베론 · 징기베렌 · 시네온 · 쇼가올 · 시트랄 · 필란트렌 · 메칠헵테론 · 캄펜 · 게르마늄 등의 약용 성분들이 풍부히 들어 있다.

근래에 게르마늄이라는 원소가 생체 내의 산소이용률을 높인다고 하여 생강이 암 환자의 기호식품으로도 애용되고 있다.

유기게르마늄은 산소 대용물질로 효능이 있기 때문에 고혈압·암 환자의 치료에 응용된다. 게르마늄은 지표수에도 가끔 미량으로 들어 있는 것이 확인되지만, 생강·마늘·파·인삼·클로렐라 등에 많이 들어 있어 의약품으로도 사용되고 있다.

생강의 약효는 건위제(健胃劑)의 기능과 식욕증진제로 각광을 받고 있다. 위장을 보호해 주고 따뜻하게 해주기 때문에 헛구역질·설사에도 효능이 있어 민간요법으로도 많이 쓰이고 있다. 감기몸살의 해열제로 생강차를 많이 마시고 있으며, 두통과 신경통·기침이나 해수병에도 효과가 있다.

● **부추** – 항산화 작용과 해독효과

부추는 몸을 따뜻하게 하는 채소로서 알린·비타민E·셀레늄·식이섬유 등이 함유되어 있다.

그중에서 셀레늄은 활성산소의 독을 제거하는 효소를 구성하며, 부추의 독특한 향은 마늘과 양파에 들어 있는 알린 성분으로 이는 유황화합물로서 항산화 작용이 강하며 각종 독성을 해독하는 효과도 있다. 부추의 식이섬유는 변비해소에 좋다.

● **시금치** – 비타민과 미네랄의 보고

시금치에는 비타민A · 비타민B · 비타민C · 비타민D가 고르게 분포되어 있다.

시금치 100g 중에는 비타민B1 0.12mg · 비타민B2 0.3mg · 비타민B3 1mg이 들어 있으며, 비타민A는 성인의 경우 1일 필요량이 5,000IU인데 이보다 훨씬 많은 8,000IU가 들어 있다.

비타민A는 베타카로틴(β-carotene) 성분에서 생성되는데, 이 베타카로틴은 항암물질로 확인되고 있어 하루에 500g 섭취하는 것으로도 항암효과를 기대할 수 있는 것이다.

또한 시금치에는 100g당 100mg의 비타민C가 들어 있고 항빈혈 인자인 엽산이 들어 있어 빈혈환자들이 즐겨 먹어야 할 채소이다. 민간요법으로 폐결핵 · 토혈 · 당뇨 · 숙취 · 빈혈 · 변비에 시금치즙이 쓰이며, 백내장에도 시금치 삶은 물이 보조제로 사용된다고 한다.

시금치에 들어 있는 사포닌이 요산을 분리 · 배설하므로 류머티즘 · 통풍환자에게도 권장할 만한 채소이다.

● **양배추** – 위장병에 효과

양배추에는 단백질 · 당질 · 지방질은 물론 회분 · 셀레늄 · 유황 · 인 · 철분 등의 미네랄과 함께 비타민A · 비타민B군 · 비타민C · 비타민E · 비타민K · 비타민U가 들어 있어 비타민의 창고라고 불릴 만큼 풍부하게 비타민을 함유하고 있다. 특히 괄목할 만한 것은 위산과다증이나 위궤양에 치료 효과가 있는 비타민U이다. 양배추를 원료로 하여 비타민U를 추출, 제품화시켜 위장병 치료제로 시판되고 있다.

● **브로콜리** – 대표적인 항노화식품

채소 가운데 영양가가 많은 것으로 손꼽히는 브로콜리는 100g당 비타민C 114㎎ · 카로틴 1.9㎎ · 칼륨 164㎎ · 칼슘 150㎎ 등이 들어 있으며, 철분은 1.9㎎으로 다른 채소에 비해 두 배나 많이 들어 있다.
비타민C는 레몬의 2배, 감자의 7배로 채소 중에서도 두드러지게 많다.
비타민E는 고춧잎 · 쑥갓 다음으로 풍부하다. 철분은 비타민C와 함께 섭취하면 흡수율이 높아지는데, 브로콜리에는 비타민C와 철분이 많이 들어 있어 특히 여성들에게 좋은 채소이다.
비타민C · 카로틴을 풍부하게 함유하고 있어서 만성피로에 효과적이며, 질병에 대한 저항력을 증가시켜 허약한 체질을 개선하고 고혈압이나 불면증이 있는 사람에게 적합하다.
피를 맑게 하여 암과 각종 성인병을 예방해 주며, 노화를 방지하고 탄력 있고 매끈한 피부를 가꿔준다. 동맥경화를 예방할 수 있고,

풍부한 식이섬유 덕분에 변비도 말끔히 사라지며, 기미나 주근깨 등 색소침착(色素沈着)을 막아 준다.

● **케일** - 체질개선의 챔피언

케일녹즙 한 잔에는 우유 265잔 분량의 각종 미네랄·비타민이 함유되어 있는데, 이는 사과 470여 개·토마토 120여 개·양파 80여 개·포도 40여 송이·바나나 90여 개와 맞먹는다. 녹황색채소 중 베타카로틴의 함량도 가장 높다.

케일녹즙을 한 잔 마시면 다른 채소 한 광주리를 먹은 것 이상의 효력을 발휘한다고 볼 수 있다. 그래서 케일을 체질개선의 챔피언이라고 한다. 체질개선이 질병치료와 건강증진의 지름길이라면 케일은 자연이 인간에게 내린 최고의 선물이라 할 수 있다.

케일을 먹으면 기생충이 없어지고, 방사선 등의 유독성분이 체내에서 해독되며, 니코틴 제거효능이 있어 애연가들에게 특히 권할 만한 생즙이다.

생즙을 내고 난 찌꺼기로 세수를 하거나 욕조에 넣고 목욕을 하면 얼굴피부가 매끈해 진다.

● 신선초 – 강정·강장 건강식품

신선초에 비타민A·비타민B1·비타민B2·비타민B6·비타민B12·비타민C와 철분·인·칼슘 등이 골고루 들어 있어 빈혈·고혈압·당뇨병·신경통·동맥경화·암·간 질환·심장병·탈모방지의 예방에 효능이 있다.

또한 게르마늄 성분이 있어 증혈 작용·항균 작용·간기능 촉진 및 해독 작용·말초혈관 확장 작용·항알레르기 작용을 한다. 게르마늄 성분은 혈액을 청소하고 세포를 활성화시킴과 동시에 체내에서 암세포 증식을 중단시키는 인터페론의 역할을 하는 물질로 주목받고 있다.

● 컴프리 – 기적의 풀

컴프리(Comfrey)는 프랑스어로 '병을 다스린다.'는 뜻이며, 나라에 따라 기적의 풀·밭의 우유·채소의 왕으로 불릴 만큼 영양 성분이 뛰어난 영초이다.

컴프리는 푸른 채소 중에서 단백질을 비롯한 비타민·미네랄이 동물의 간에 비교할 만큼 골고루 풍부하게 들어 있는 식품이다. 일반성분은 다른 채소와 비슷하나 특수 성분으로는 비타민B12와 유기 게르마늄이 함유되어 있다.

일반 다른 식물에서는 찾아보기 힘든 비타민B12는 컴프리의 잎털 부분에 들어 있는데, 조혈 작용·간세포 재생효과가 있고, 당뇨의 말초신경장애 치료에도 유효하다.

아란토인 성분은 항암 작용을 하고 게르마늄은 인터페론 생성을 촉진하므로 간 환자에게 매우 좋다. 흡수된 유기게르마늄은 체내에서 산소를 신체의 구석구석에 공급하는 작용을 해서 활력을 부여한다. 또 게르마늄은 탈수소 효과가 있어 치조농루와 같은 포도상구균에 의한 모든 병에 대하여 살균효과가 있다고 알려져 있다.

● **미나리** – 강장과 해독효과

미나리는 알칼리성 식품으로 피를 맑게 하는 기능이 있어 당뇨·고혈압·심장질환 등에 효과가 있으며 충치를 예방하기도 한다.

한방에서는 잎과 줄기를 '수근(水芹)'이라는 약재로 쓰는데, 고열로 가슴이 답답하고 갈증이 심한 증세에 효과가 있고 이뇨 작용이 있어 부기를 빼 주며 강장과 해독효과도 있다. 그러나 미나리는 차가운 음식이므로 몸이 차거나 저혈압인 사람에게는 좋지 않다.

● **당근** – 제암(制癌)효과

당근에 들어 있는 약성물질은 주로 비타민A·비타민B군·비타민C를 위시하여 전체 회분의 37%가 칼륨이라는 알칼리성 미네랄이다. 이 칼륨이라는 미네랄 때문에 당근이 알칼리성 식품이 되는 것이다. 당근이 항암식품으로 각광을 받게 된 것은 당근이 지닌 붉은색과 노란색의 카로틴이라는 색소 때문이다.

당근의 색이 붉은색이라 해서 심장이나 혈관·소장에만 효능이 있는 것이 아니라 당근 특유의 이뇨 작용 때문에 신장기능에도 도움을 주며, 진해거담 작용 때문에 기관지를 보호하여 목이 심하게 쉰 사람들에게도 애용될 수 있는 약성식품이며 숙변제거·체내 독소제거에도 좋다.

● **연근** – 독성물질의 해독제

연근 속에 들어 있는 성분은 주로 당질이고 각종 아미노산이라는 영양물질이 농축되어 있다. 아미노산으로는 알기닌·아스파라긴·티로신·티록신·레시틴·펙틴 등이 있으며, 비타민C도 풍부히 들어 있다.

아스파라긴은 니코틴의 해독 작용을 하며 각종 독성물질에 대한 해독 작용을 하는 물질로서 이 물질이 결핍되면 몸이 허약해지고, 천식이나 두드러기 같은 알레르기성 질환에 잘 걸리며 정도가 심하면 위궤양을 일으키기도 한다. 알기닌과 티로신은 성장과 발육을 관장하고, 레시틴은 강장·강간의 작용이 있으며 두뇌를 좋게 하고 혈중에 지방이 많이 축적되는 것을 예방해 준다.

● 무 – 소화촉진제

  단백질 1.32% · 지방 0.83% · 섬유질 0.83% · 회분 1.46% · 인 0.15% · 석회 0.02% · 포도당 · 전분이 들어 있으며, 디아스타제 · 글리코타제 · 갈락타제라는 소화효소들이 들어 있다.
  무의 소화흡수율은 단백질 68.4% · 지방질 6.5% · 탄수화물 97.1%에 이르러 소화도 잘 되고 흡수율도 좋은 약성식품이다.

  무에 들어 있는 비타민은 주로 비타민C인데, 무잎에 들어 있는 비타민A · 비타민B · 비타민C · 미네랄을 감안한다면 뿌리만 먹을 것이 아니라 무잎까지 먹는 것이 좋다.
  무즙은 니코틴 해독제로 사용되어 담배를 많이 피우는 사람들이 담배의 공해문제를 해결하려 했고, 담석증에도 민간약으로 사용되어왔다. 그 이유는 무즙이 담즙과 함께 협동 작용을 일으켜 담석을 용해하는 작용이 있기 때문이다.

● 감자 – 칼륨이 풍부

  감자에는 녹말 13~20% · 단백질 1.5~2.6% · 무기질 0.6~1% · 환원당 0.03mg · 비타민C 10~30mg이 들어 있다. 질소화합물의 절반을 차지하는 아미노산 중에는 밀가루보다 더 많은 필수아미노산이 함유되어 있다. 그리고 날감자 100g은 열량 80kcal에 해당한다.

싹이 돋는 부분에는 알칼로이드의 일종인 솔라닌이 들어 있다. 이것에는 독성이 있으므로 싹이 나거나 빛이 푸르게 변한 감자는 먹지 않도록 주의해야 한다.

비만과 깊은 관련이 있는 당뇨의 경우 식사량을 조절하면 공복감 때문에 식이요법을 도중하차 하는 경우가 있는데, 섬유질이 풍부한 감자는 위속에서 오랜 시간 머물러 허기를 적게 느끼도록 하므로 밥이나 빵·면류 대신 주식으로 사용하면 좋다.

감자에는 인슐린을 만드는데 없어서는 안 될 칼륨이 풍부하다. 생감자즙은 매우 강력한 해독 작용을 가지고 있으므로 각종 약물의 급성중독에 걸렸을 때에도 도움을 주는데, 이는 다량의 나트륨·황·인·염소 등 때문이다.

3. 해조류 · 어패류

"육지는 유한하고 바다는 영원하다."는 말이 있다. 이 말은 육지의 토양에 객토를 하지 않고 퇴비를 사용하지 않으며 화학비료와 농약만으로 농사를 짓기 때문에 토양이 점점 척박해가고, 그나마 존재하고 있는 각종 미네랄과 땅속의 영양물질도 빗물에 씻겨 바다로 흘러가고 있어서 생긴 말이다.

그리하여 지금의 농산물과 약초는 100년 전의 농산물과 약초에 비해 영양소와 약효가 절반에도 못 미치고 있다고 한다. 그러나 바다는 예나 지금이나 변함이 없어 100년 전의 해산물이나 지금의 해산물이나 영양소의 변화가 없다.

그러므로 육지의 농산물보다 해산물을 많이 섭취하는 것이 영양관리를 위해서는 최선의 선택이다.

● 김 – 혈전용해 · 청혈 작용 · 나쁜 콜레스테롤 저하 작용

김에는 지방질이 거의 없고, 마른 김 다섯 장에 계란 한 개분의 단백질이 들어 있을 정도로 트레오닌 · 발린 · 로이신 · 이소로이신 · 리신 · 메티오닌 · 페닐알라닌 · 트립토판 · 글리신 · 알라닌 등의 필수아미노산이 풍부하며 30~40%가 단백질로 구성되어 있다.

비타민A · 비타민B1 · 비타민B2 · 비타민B6 · 비타민B12 · 비타민C가 균형 있게 들어 있으며, 마른 김 한 장에 계란 두 개분의 비타민A가 함유되어 있고 비타민C는 채소에 비해 안정성이 뛰어난 것으로 알려져 있다.

미네랄도 나트륨 · 칼륨 · 칼슘 · 인 · 철 등이 다양하게 함유되어 있으며, 그밖에 카로틴 · 리보플라빈 · 니아신 · 푸코에리트로빈 · 헤미셀룰로오스 · 소르비톨 · 둘시톨 등도 많이 들어 있어 영양이 풍부한 식품이다.

나쁜 콜레스테롤을 체외로 배설시키는 작용을 하는 성분이 들어 있어 동맥경화와 고혈압을 예방하는 효과도 있으며, 상식할 경우 가용성 섬유질을 다량 포함하고 있어 장의 연동운동을 촉진시킴으로써 변비예방에도 효과가 있고 당뇨와 암의 예방에도 좋다.

● **파래** – 나쁜 콜레스테롤 수치저하와 변비예방

파래는 체내의 나쁜 콜레스테롤 수치를 저하시키는 작용이 다른 해조류에 비해서 뛰어난 해초로서, 단백질 20~30% · 무기염류 10~15% · 비타민 500~1,000IU 정도인데 특히 알칼리성 원소가 많은 주요 미네랄 식품이다.

또한 가용성 섬유질을 다량 포함하고 있어 장의 연동운동을 촉진시킴으로써 변비예방에도 효과가 있다.

● **다시마** – 섬유질 · 비타민 · 미네랄이 풍부한 종합영양식품

다시마는 혈전을 풀어주고 피를 맑게 하며 변비와 숙변제거에 탁월한 식품이다.

비타민A · 비타민B1 · 비타민B2 · 비타민B3 · 비타민B12 등을 포함하여 알긴산 · 라미닌 · 타우린 · 칼륨 · 칼슘 · 철 · 요오드 · 마그네슘 · 셀레늄 등 각종 영양소를 함유하고 있는 알칼리 식품으로서, 섬유질 · 비타민 · 미네랄의 덩어리인 종합영양식품이다.

성분은 종류에 따라 다르지만 대체로 단백질 7% · 지방 1.5% · 탄수화물 49% · 무기염류 26.5% 정도이며, 탄수화물의 20%는 섬유소이고 나머지는 알긴산과 라미나린 등 다당류이다.

다시마는 우유보다 칼슘이 13배, 비타민A가 4배, 철분은 130배가 많으며 섬유질은 보리쌀·율무보다 5배, 표고버섯·미역보다 3배가 더 많다.

● **매생이** – 청혈 작용·심혈관 질환 예방

오염되지 않은 깨끗한 지역에서 서식하는 녹조류로서 겨울철에 채취하며, 굵기는 머리카락보다 가늘고 미끈거리며 부드럽다.
10월 중순경부터 겨울 동안 번성하다가 4월부터 쇠퇴하며, 특유의 향기와 맛을 지니고 있어 오래 전부터 식용으로 애용되어 왔다.
성분은 당질 35.4%·단백질 20.6%·지방질 0.5%·섬유질 5.2%·회분 22.7%·칼슘 574mg·인 270mg·철 43.1% 등 각종 미네랄과 비타민 등을 많이 함유하고 있어 피를 맑게 해주므로 대사성 질환 예방에 좋다.

● **미역** – 신진대사 촉진·혈압강하

미역은 식이섬유와 칼륨·칼슘·요오드 등이 풍부하여 신진대사를 활발하게 하고, 산후조리·변비·비만예방·철분·칼슘 보충에 탁월하여 일찍부터 애용되어왔다.

미역과 다시마 속에 들어 있는 염기성 아미노산인 라미닌에는 혈압을 내리는 작용이 있다.

말린 미역은 탄수화물 35%·단백질 20%·지방질 1% 정도가 함유되어 있고, 철·칼슘·알긴산의 함량이 많아서 그 양은 같은 양의 분유에 맞먹을 정도이다.

미역에는 칼슘의 함량이 많을 뿐 아니라 흡수율이 높아서 칼슘이 많이 요구되는 산모에게 좋고, 갑상선호르몬의 주성분인 요오드의 함량도 높다.

핏속의 나쁜 콜레스테롤의 양을 감소시키는 효과도 있으며, 가용성 섬유질이 많아 장의 연동운동을 촉진시킴으로써 변비예방에도 효과가 있다.

● **톳** – 혈관 유연·골격 형성 촉진

칼슘·요오드·철 등의 무기염류가 많이 포함되어 있어 혈관경화를 막아 주고, 가용성 섬유질을 다량 포함하고 있어 장의 연동운동을 촉진시킴으로써 변비예방에도 효과가 있다.

상용으로 먹으면 치아가 건강해지고 머리털이 윤택해지며, 임산부에게는 태아의 뼈를 튼튼하게 해주기도 한다.

● 굴 - 당뇨예방 · 혈압강하 효과

굴과에는 많은 종류가 있으나 식용으로 먹는 굴은 참굴이며 '굴조개 · 석화(石花)'라고도 부른다.

'바다의 우유', '바다의 인삼'이라고 불릴 정도의 강장식품이다. 생굴에는 단백질 10% · 지방 3% · 탄수화물 5% · 회분 2%와 그 외 미량영양소 1%가 함유되어 있어 칼로리와 지방질 함량이 적다.

아연 · 칼륨 · 칼슘 · 철 · 나트륨 · 타우린 · 셀레늄 · 비타민A · 비타민B · 비타민C · 비타민D · 비타민E · 글리신 · 글루타민산 등 각종 미량영양소가 많이 들어 있어 당뇨에는 말할 것도 없이 좋으며, 다이어트 · 빈혈예방 · 콜레스테롤 개선 · 혈압강하에도 좋은 스태미나 식품이다.

그러나 5~8월은 독성을 가지는 산란기이기 때문에 여름에는 쉬었다가 10월 하순부터 3월 초순까지만 먹는 것이 좋다.

4. 버섯류

　버섯 속에는 다당체·레시틴·비타민D·식이섬유 등이 함유되어 있지만, 그 중에서도 베타글루칸이라는 다당체(Polysaccharide) 성분은 항암 작용, 면역기능 활성화와 증진, 간기능 향상, 나쁜 콜레스테롤 제거, 혈액순환 개선, 어혈을 풀어주고 혈전 생성을 억제하는 정혈 작용을 해준다.
　그 때문에 당뇨를 비롯한 동맥경화·심장병·고지혈증·치매 등 난치성 질환자들의 식단에 널리 애용되고 있는 좋은 식품이다.
　'피는 곧 생명'이며 체내의 모든 잘못된 부분을 피가 고치는 것이라면, 피를 맑게 해주는 것은 모든 병을 예방하는 일이며 치료를 위해서도 당연한 것이다.
　버섯은 칼로리가 낮아서 다이어트에도 좋고, 천연 조미료로서도 아주 좋으며, 비타민D가 많아 골다공증에도 효과가 있고, 장의 연동운동을 촉진시켜 변비와 만성 장염에도 좋다.

● **송이버섯** – 혈전용해 · 나쁜 콜레스테롤 저하 작용

송이버섯에는 단백질 2.5% · 지방질 0.8% · 탄수화물 6.8% · 섬유질 · 비타민B1 · 비타민B2 · 에르고스테롤 등이 들어 있다.

송이버섯에는 전분과 단백질을 분해하는 효소가 많아 과식해도 위장장애를 주지 않으며, 지방 함량이 적을 뿐만 아니라 나쁜 콜레스테롤을 감소시켜주는 물질이 다량 함유되어 있어 성인병 예방에 좋다.

송이버섯의 효능으로는 위암 · 직장암을 예방하는 항종양성이 있어 병에 대한 저항력 증가 · 혈액순환 촉진 · 편도선염 · 유선염 등 염증치료에 효과가 있고, 섬유질이 많아 변비예방 · 당뇨치료에도 효과가 있다.

● **표고버섯** – 항암 작용 · 면역기능의 활성화

표고버섯에는 에리다데민이라는 물질이 있어서 체내의 나쁜 콜레스테롤 수치를 내리고 혈압을 낮추어주기 때문에 고혈압이나 동맥경화의 예방에 좋다.

이 밖에 비타민B1 · 비타민B2 · 비타민B12도 풍부히 함유되어 있으며, 특히 비타민D의 효과를 가지는 에르고스테롤이 많이 함유되어 있어 체내에서 자외선을 받으면 비타민D로 변한다.

마른 버섯을 물에 불릴 때는 에리다데민이 물에 녹아 나오므로 단시간에 불려야 하며, 녹아 나온 즙액은 버리지 말고 조리에 이용하는 것이 좋다.

요리에 표고버섯을 넣으면 고기 이상으로 감칠맛이 나는데, 이것은 구아닐산이라는 핵산계 조미료의 성분 때문이며 향기는 렌티오닌이라는 전구물질 렌티닌산 성분 때문이다.

● **느타리버섯** - 청혈 작용·항암효과

느타리버섯에는 단백질·지방질·당질·미네랄·비타민B2·나이아신·비타민D 등이 많이 포함되어 있으며, 칼로리가 거의 없는데다 고단백이어서 다이어트와 성인병 예방에 좋은 식품이다.

대부분의 버섯에는 항암효과가 있다고 알려져 있지만 특히 느타리버섯은 플루란 성분이 들어 있어 직장암과 유방암에 효과가 있고, 당뇨·항종양·고혈압·나쁜 콜레스테롤 강하·요추동통·근육경련·수족마비·면역력강화 등에도 효과가 있다.

● **새송이버섯** - 신진대사 촉진·항산화 효과

새송이버섯에는 비타민C가 느타리버섯의 7배, 팽이버섯의 10배나 많이 들어 있다.

일반버섯에 주로 함유된 비타민B1·비타민B2·나이아신 등은 검출되지 않지만, 다른 버섯에는 거의 없는 비타민B6가 많이 함유되어 있고 악성빈혈 치유인자로 알려진 비타민B12도 미량 함유되어 있다. 필수아미노산 10종 가운데 9종을 함유하고 있고, 칼슘·철 등 신진대사를 원활하게 도와주는 미네랄의 함량도 다른 버섯에 비하여 매우 높다.

● **팽이버섯** – 혈전용해·청혈 작용

주요 성분은 당질 5.4g·단백질 2.7g·지방질 0.5g·섬유질 0.9g·인 80mg·칼륨 360mg·비타민B1 0.31mg·비타민B2 0.22mg·니아신 8.1mg 등이다.

● **목이버섯** – 피부미용·청혈 작용

버섯 전체가 아교질로 반투명하며 울퉁불퉁하게 귀처럼 생겼다고 하여 '목이(木耳)버섯' 이라고 한다.
자실체는 지름 2~12㎝의 불규칙한 덩어리로 되어있고 물을 먹으면 묵처럼 흐물흐물해졌다가 건조되면 단단하게 굳어져서 수축하며, 다시 물을 먹으면 또 흐물흐물해지는 젤라틴 성질이 있는 버섯이다.

뽕나무 · 느릅나무 · 물푸레나무 · 닥나무 · 물참나무 · 너도밤나무 · 버드나무 등 활엽수의 고목에서 자생하는데, 표고버섯과 같이 참나무 원목에 종균을 접종하여 농장에서 재배하기도 한다.

건조한 목이버섯의 성분은 100g 중 탄수화물 58.36g · 수분 13.7g · 섬유질 11.7g · 단백질 9g · 회분 4.6g · 칼륨 1.2g · 지방 1g · 인 210mg · 칼슘 180mg · 철 44mg · 니아신 4.1mg · 비타민B2 1.1mg · 비타민B1 0.19mg · 비타민D 등이다.

부드럽고 쫄깃쫄깃한 맛도 일품이지만 피부미용에 효과가 있어 여성들이 즐겨 찾는 식품이다. 또한 식이섬유가 풍부하여 피를 맑게 하므로 당뇨 · 고혈압 · 중풍 · 심장병 등에 좋으며, 배변활동을 좋게 하여 변비 · 설사 · 이질 등에도 효과가 있다.

자연요법 보조용품 전문업체 추천

자연요법 보조용품에 대한 전화문의가 많아 전문 업체를 공지한다. 필자에게 묻는 것보다 업체의 전문가에게 직접 물어보면 더 자세하고 더 많은 것을 알 수가 있다.

경험이 없는 초기에는 무엇을 어디서 물어봐야 좋을지 몰라 답답한데, 여기에 추천하는 업체전문가와 상담하면 시행착오가 없을 것이다. 자연요법에 도움이 되기를 바라는 바이다.

자연요법 보조용품	상호	전화	주소
Bio-Z · Bio-100 하이드로워터	바이오코리아	070-7617-7660 010-8484-7660	www.bio-korea.co.kr 서울 용산구 한강대로 44길 11-3
맥주효모 · 아연 밀크씨슬 · 크롬	동원그룹 동원F&B	080-700-0277	www.dongwonmall.com 서울 서초구 마방로 68 (양재동)
구연산	성신상사	070-4334-4334	www.rainbowshop.co 서울 강남구 삼성로 104길 17 대모빌딩 3층
안데스 소금	트레샬코리아	02-471-1908 010-5670-9004	www.tresalkorea.com 경기 부천시 원미구 도당동 14-7 (2층)
ND자석	서울자석	070-8991-0982 010-9027-5804	www.jjtool.co.kr 서울 종로구 장사동 250-1
황토평상침대	참진 황토침대	031-532-4991 010-8943-5065	www.czgd.co.kr 경기 포천시 일동면 윗갈기 1길 56
봉침 척추교정기	빛살림 자연치유	02-3436-3206	서울 성동구 뚝섬역 5번출구 우영빌딩 4층
경침 발목펌프기	유화기업	02-2643-0405 010-9786-2171	www.pumpdoctor.co.kr 영등포구 양평로 코오롱디지털타워605호

당뇨클럽
www.hidang.com

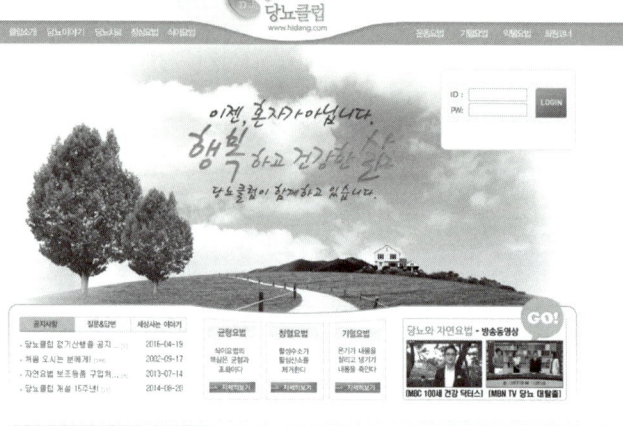

균형요법

식이요법의
핵심은
균형과 조화이다

청혈요법

활성수소가
활성산소를
제거한다

기혈요법

온기가 내 몸을
살리고, 냉기가
내 몸을 죽인다

몸이 항상성을 유지하기 위해서는 체내 영양이 언제나 조화와 균형을 이루어야 한다. 이를 위해서는 7대 필수 영양소와 50여종의 여러 영양소를 균형(均衡)있게 섭취하여 영양의 조화를 이루는 것이 중요하다.

생명을 유지하고 건강을 지키기 위해서는 신진대사가 원활히 이루어져야 하는데, 그러려면 혈액·점액·담즙·수액 등 각종 체액이 맑고 깨끗해야 한다. 이를 위해서는 좋은 물을 마시는 것이 최선이다.

인체는 기(氣)·혈(血)·수(水), 이 세 가지가 서로 유기적으로 연관되어 있으므로 이들이 서로 통하면 아픔이 없고, 통하지 않으면 고통이 따른다. 이를 위해서는 경혈을 자극하여 기혈을 순환시켜야 한다.

당뇨의 예방·치료·원인·증상·합병증·체험기·상식·정보 등 당뇨전문 자연요법
TEL : 010-7704-2004 / E-mail : okdncl@naver.com